Schwanger mit Herz und Seele

RIET VAN ROOIJ

Schwanger mit Herz und Seele

Binkey Kok Publications – Haarlem/Holland

Ich widme dieses Buch
meiner Mutter und meinem Vater,
meinen Kindern und deren Vater,
der auch mein Lebensgefährte ist.

Deutsche Originalausgabe:
© 2009 Binkey Kok Publications
Binkey Kok Publications ist ein Imprint des niederländischen Verlags Altamira-Becht BV, und Mitglied der Verlagsgruppe Gottmer, Postbus 317, 2000 AH Haarlem, Niederlande (post@gottmer.nl)

Übersetzung aus dem Niederländischen: Gerhard Fasser
Gestaltung Cover und Text: Rian Visser Grafisch Ontwerp
Cover Illustration: www.InMagine.com
Zeichnungen: Nelleke Dubelaar (www.nelleke.net)
Tonaufnahme: MiraSound
Druck: Drukkerij Wilco, Amersfoort

ISBN 978 90 78302 29 2

www.altamira-becht.nl
www.diepmagazine.nl
www.binkeykok.com

Ich bin meinen Eltern und meinen Kindern, die mir auf meinem Lebensweg begegnet sind, dankbar für all das, was ich von ihnen gelernt habe. Die Namen all derer, über deren Erfahrungen ich berichte, sind zum Schutz ihrer Privatsphäre geändert.

Bevor du gezeugt warst
Sehnte ich mich nach dir
Bevor du geboren warst
Hatte ich dich lieb
Bevor du eine Stunde alt warst
Hätte ich mein Leben für dich gegeben
Das ist das Wunder des Lebens

— MAUREEN HAWKINS, *The Miracle*

Geh zurück zum Beginn. „Geh zurück zum allerersten Beginn." Der Beginn? Der Beginn ... der Beginn.

Ja, ich höre Großvaters Stimme. Alles ist warm und dunkel. Der Trommelwirbel des Herzens meiner Mutter hatte den stetigen Rhythmus eines Trancetanzes.

„Kindchen, es ist Zeit, dich, das du noch in der Grotte der Stille verweilst, im Land der Lebenden willkommen zu heißen. Es ist Zeit, dass du erfährst, was auf dich zukommt. Ein steiniger Weg liegt vor dir, mein Kind. Aber wir sind da, um dich auf diesem Weg zu begleiten."

Es war die Zeit der rituellen Andacht für den Fötus. Die Leute hatten sich um die Mutter geschart, die sich nun in Trance befand. Alle waren sie da: ihr Großvater, ihre Brüder ebenso wie der verantwortliche *Boburo* (der, der Wissen in der Tiefe sucht) – der Schamane.

Die Stimme des Schamanen sprach: „Sprich zu uns Kind, das kommen wird." Sprechen? Wie sollte ich sprechen? Und warum? Die Wärme und Stille der Gebärmutter erlauben es mir, mit der anderen Welt verbunden zu bleiben. Sprechen hieße die Welt der Lebenden berühren. Will ich das überhaupt? „Du, Kind, das kommen wird, du musst reden, du musst meine Fragen beantworten." Jetzt erklingt die Trommel des Schamanen. Die Trommelschläge übertönen nach und nach den Herzschlag meiner Mutter. Ich werde mitgelockt, hinübergezogen ins Land der Lebenden. Die Gefühle und die Energie der Lebenden ergreifen Besitz von mir. Ich kann es nicht mehr aushalten. Ich kann nicht länger schweigen.

„Was willst du wissen?", hörte ich mich sagen. Es war jedoch die Stimme meiner Mutter, die dies sagte. Es war die Stimme, die zu mir sprach, bevor sie sich Schlafen legt. Wie war es möglich, dass sie dieselben Worte sprach wie ich?

Wiederum erklang Großvaters Stimme. Er war ein berühmter Schamanen-Priester, dennoch war es üblich, die Leitung des Rituals, durch das dem Fötus eine Stimme gegeben werden sollte, einem Boburo zu überlassen. „Ich weiß, dass du zu uns als Mann-Kind kommen wirst. Sag uns, wofür man dich entsandt hat, was das Ziel deines Besuchs bei uns ist."

— Malidoma Patrice Somé, *Die Kraft des Rituals: Afrikanische Traditionen für die westliche Welt*

Inhalt

Vorwort Beatrijs Smulders *11*
Zum Geleit *13*
Praktische Hinweise *15*
Einleitung *17*
Das Kind einladen und empfangen; *die Zeugung* *21*
Das Bauen eines Nests; *ein Ort der Stille* *27*
Hallo Kleines! *Kontakt aufnehmen, Kontakt suchen, Kontakt bekommen* *37*
Selbstbild und Seelenregungen; *Ihre Eindrücke in Wort und Bild* *49*
Mit dem Bauch tanzen, das Baby wiegen *61*
Wenn alles nur gut geht...; *mit Ängsten und Spannungen umgehen* *75*
Die Entbindung; *eine Initiation* *91*
Ein Sternchen im Mittelpunkt; *das Kind und seine Geburt* *105*
Respekt vor dem Kind; *die Fortsetzung eines seelenvollen Kontaktes nach der Geburt* *117*
Ein leerer Bauch, leere Arme; *wenn die Schwangerschaft misslingt* *129*
Schlusswort *139*

Beilage *141*
Musiktipps *149*
Zitierte Literatur *151*
Empfohlene Literatur *153*
Über die Autorin und ihre Praxis Freyja *155*
CD mit Visualisierungsübungen, Übungen, Musik und Affirmationen *157*

Vorwort

Dieses Buch geht zu meiner großen Genugtuung davon aus, dass Körper und Geist ein unfassbares, untrennbares, einheitliches Ganzes bilden. Der Geist kann alles ersinnen, die tiefsten, entscheidenden Gefühle finden jedoch ihren Platz im Körper. Mit dem Denken kann man sich selbst etwas vormachen, der Körper sagt glücklicherweise immer die Wahrheit. Gerade in der wichtigen Zeit der Schwangerschaft, der Geburt und des Wochenbetts können wir dies erfahren. Mutter werden ist nun einmal vor allem Sache des Körpers, man trägt das Kind mit dem Becken, man legt es an die Brust, nimmt es in die Arme und bringt es bei Wind und Wetter zur Schule. Bei wesentlichen Dingen, wie etwa der Liebe und der Geburt, folgt das Gehirn einem Automatismus und überlässt vor allem dem Körper das Wort. In unserer westlichen Spaß- und Konsumkultur verhalten wir uns leider ganz schön oft kopflastig. Mütter müssen bis spät in die Schwangerschaft arbeiten, und nach der Geburt des Kindes, geht's rasch, rasch wieder an die Arbeit! Wir Menschen sind hoch entwickelte Säugetiere und denken, dass wir unsere Welt und die Zukunft mit unserem Geist beherrschen und bestimmen können. Derweil bekräftigt auch die Wissenschaft mit ihren jüngsten technologischen Entwicklungen unsere Auffassung, dass das Leben immer machbarer wird und kontrolliert werden kann. Man denke nur an die bahnbrechenden Fortschritte auf dem Gebiet der Konzeption, wie etwa die künstliche Befruchtung und die Diagnose genetischer Defekte. Auch Ausdrücke wie „Sex haben“ und „ein Kind machen“ suggerieren, dass wir das Sagen haben. Aber sobald wir Vater und Mutter werden, fühlen wir doch plötzlich, dass das Leben nicht hundertprozentig machbar ist. Niemand weiß im Voraus, welches Kind einem in den Schoß gelegt wird und was das Leben für einen selbst und das Kind in petto hat. Wir werden als künftige und junge Eltern mit einer total anderen, unerwarteten Art des Lebens konfrontiert.

Kannst du selbst noch etwas tun? Du kannst dich mit Leib und Seele diesem neuen Abenteuer öffnen, nicht nur den angenehmen, sondern auch den weniger angenehmen Seiten. Man lernt dann sehr schnell. Hilfreich kann sein, wenn du dich deinen Gefühlen, sowohl den positiven wie auch den negativen, öffnet. Du kannst sie dir nicht auseinanderdenken, obwohl unser Verstand das nur allzu gerne will. Pessimistische Gefühle sind häufig tabu. Dennoch sind sie für Eltern unausweichlich und unentbehrlich. Wenn ihr sie negiert, beginnen sie zu wuchern, wenn sie jedoch einen Platz bekommen, könnt ihr sie in einen Gold Schatz verwandeln, nämlich die für die Erziehung eurer Kinder so dringend benötigte Liebe! Bei der Elternschaft geht es vor allem darum, sich selbst, den Partner und eure Spiegel, die Kinder, kennenzulernen, zu respektieren und zu akzeptieren. Das erleichtert es für sie zu sorgen und sie zu erziehen.

Schwanger mit Herz und Seele ist, meiner Ansicht nach, eine wichtige und tiefgründige Ergänzung zu den drei Handbüchern über Schwangerschaft, Geburt und die ersten Monate danach, die ich selbst geschrieben habe. Dieses Buch ist eine Hilfe bei der nicht einfachen und wichtigen Aufgabe, die auf künftige Eltern zukommt, und deshalb empfehle ich es euch von ganzem Herzen. Es hilft euch, „mit Herz und Seele" für eure Kinder da zu sein. Damit erhaltet ihr als Eltern einen guten Einstieg in die eure neue Rolle, was natürlich auch im Interesse des Kindes ist. Die Entdeckung der Langsamkeit ist dabei ein Schlüsselbegriff. Mehr möchte ich dazu nicht sagen. Du findest es in diesem Buch!

Beatrijs Smulders
www.beatrijssmulders.nl, www.babysabbatical.nl

Beatrijs Smulders ist die bekannteste Schwangerschaftsberaterin der Niederlande. Sie referiert und schreibt oft über die Geburt als natürliches Lebensereignis und ist eine Gegnerin übertriebener unnötiger Medikalisierung.

Zum Geleit

Dieses Buch ist das Ergebnis meiner zwölfjährigen Erfahrung auf dem Gebiet der Schwangerschaftsbetreuung für Paare. Den ersten Schwangerschaftskurs gab ich 1984 unter der Schirmherrschaft des Vereins „Gemeinsam Gebären". Neben den körperlichen und praktischen Aspekten galt mein Interesse dem *Erleben* der Schwangerschaft, und schon bald war meine Arbeitsweise von so vielen Elementen anderer Strömungen beeinflusst, unter anderen der meines damaligen Begleiters, des körperorientierten Psychotherapeuten Alfred Bouman, dass ich mich von diesem Verein trennte und eine eigene Praxis gründete. Ich setzte meine Suche nach Vertiefung fort und fand sie in der Ausbildung für Spirituelle Geburtshilfe. Der Ausbildungsgang wurde von Marion Roesink geleitet. Sie ist Geburtshelferin, vertritt jedoch – u.a. inspiriert durch Elisabeth Kübler-Ross – eine erweiterte Auffassung von Geburtshilfe. Bei der spirituellen Geburtshilfe geht es um die Befreiung der Seele, die Entdeckung des wahren Ichs, darum, derjenige zu werden, der man wirklich ist. Es gibt viele Umschreibungen dieses Prozesses, auch viele Wege, und der Weg, den ich gegangen bin, war übersät mit intuitivem Training, indianischer Spiritualität und spiritueller Geburtshilfe, die das ungeborene Kind nicht als unbeschriebenes Blatt, sondern als bewusstes Wesen sieht. Neben Marion Roesink habe ich mich auch durch das Werk von Shakti Gawain und Linda Keen, die beiden Königinnen der Visualisierung, durch Jamie Sams, die, ausgehend von ihren indianischen Wurzeln, eine wunderbare, praktische Weisheit verkündet und von dem ehemaligen Gynäkologen Bart van der Lugt, der seine Sichtweise über die seelischen Aspekte der Schwangerschaft und der Geburt mit großem Engagement in der medizinischen Welt verkündete, inspirieren lassen. Meine Arbeit war von all diesen Einflüssen durchtränkt, und es war mir ein Herzenswunsch, das so entstandene neue Material in einem Buch denjenigen zur Verfügung zu stellen, die ein Kind erwarten.

Die erste niederländische Fassung von *Schwanger mit Herz und Seele* erschien Ende 1999 im Verlag Ankh-Hermes mit dem Untertitel *Kontakt mit deinem ungeborenen Kind.* Ab 2005 gab ich das Buch selbst über meine Praxis und Website heraus. Ich bekam so viele Bestellungen und positive Reaktionen, dass ich den Versuch wagte, das Buch erneut einem breiteren Publikum zugänglich zu machen. Marja Duin vom Verlag Altamira-Becht empfing den Text mit offenen Armen, und ihrem Enthusiasmus ist es zu danken, dass 2008 eine neue aktualisierte Originalfassung von *Schwanger mit Herz und Seele* in Buchform mit CD erschien. Ihre Nachfolgerin, Donata van der Rassel, hat sich dafür eingesetzt, dass das Buch nun auch in deutscher und englischer Sprache erscheinen kann.

Viel Vergnügen bei der Lektüre, der Anwendung, Ergänzung und Weitergabe dessen, was du nun in Händen hältst.

Riet van Rooij, Frühjahr 2009

Praktische Hinweise

Die Themen, Rituale, kreativen Arbeitsformen, Schreibübungen, Körperübungen und Visualisierungen, die in diesem Buch behandelt werden, beziehen sich auf die gesamte Schwangerschaftsperiode vom ersten Beginn an bis zur Geburt und der ersten Zeit danach.

An mehreren Stellen meines Buchs findest du verschiedene *Visualisierungsübungen*. Zwar kann bereits die Lektüre einer solchen Übung inspirierend sein, die aufmerksame Ausführung der Übungen erzeugt jedoch mehr Tiefe. Je vertrauter sie werden, desto vielfältiger ist ihre Wirkung. Die meisten Übungen sind auf der CD zu finden.

Für alle Visualisierungsübungen gilt, dass nicht unbedingt jeder Vorschlag buchstabengetreu umgesetzt werden muss. Such dir heraus, was dir liegt, was in deine eigene persönliche Gefühlswelt passt, und lass den Rest einfach links liegen. Möglich, dass du nicht immer gestochen scharfe Bilder vor Augen hast, dass jedoch ein Stimmungsbild entsteht, dass du Dinge hörst oder plötzlich eine Eingebung hast. Jeder Mensch baut seine eigene Brücke zu seinem inneren Wissen, zu seiner intuitiven Kenntnis.

Die *körperorientierten Arbeitsformen*, die du in diesem Buch vorfindest, richten sich in den meisten Fällen an Paare, an Mann und Frau; zwei Frauen können sie natürlich ebenso machen. Die Übungen können ohne Begleitung ausgeführt werden, sofern die Texte und Hinweise sorgfältig gelesen wurden und das Wesen der Übung erkannt worden ist. Die Abbildungen sollen helfen, sich eine erste Vorstellung von der Übung zu machen. Eigene Variationen und Kombinationen können die Übungen bereichern. Die Übungsanleitungen für den Tanz mit dem ungeborenen Kind sind mit Musik auch auf der CD.

In der Anlage findest du detaillierte Beschreibungen einiger

Grundübungen zur Entspannung und für das Spiel mit Atemvariationen. Diese können während der gesamten Schwangerschaft und auch bei der Geburt sowohl von der schwangeren Frau als auch ihrem Partner angewendet werden. Sie sind auch als Grundlage für alle anderen Übungen und zur Einführung von Visualisierungen geeignet, und ebenfalls auf der CD zu finden.

Nach einer Visualisierung oder körperorientierten Übung mag es angenehm sein, noch, sitzend oder liegend, eine Weile allem nachzuspüren. Eine schöne, sanfte Musik kann dafür den idealen Hintergrund bilden. Am Ende meines Buches findest du hierzu einige Vorschläge.

Abschließend sei gesagt, dass dieses Buch in erster Linie für Leute geschrieben ist, die ein Kind erwarten: für schwangere Frauen und ihre Partner. Aber auch Leser, die selbst in der Schwangerschaftsberatung tätig sind, finden hier Ideen, die sie in ihre eigene Arbeitsweise integrieren können sowie auch direkt verwertbares Unterrichtsmaterial für Schwangerschaftskurse.

Ich wünsche euch viel Inspiration und Vergnügen!

Einleitung

Schwangerschaft, Entbindung und Geburt sind naturgegebene Ereignisse, so alt wie die Menschheit selbst. Der Erlebniswert ändert sich jedoch von Epoche zu Epoche, von Kultur zu Kultur. Ein Kind in die Welt setzen ist eine tief greifende Erfahrung im Leben eines Menschen. Schwanger sein ist schließlich mehr als eine körperliche und rein weibliche Angelegenheit. Mann und Frau haben ihre eigenen Gefühle, liefern ihren eigenen Beitrag. Im Laufe dieser neun Monate finden Veränderungen auf körperlichem, gefühlsmäßigem, sozialem und geistigen Gebiet statt.

Schwanger werden und ein Kind gebären ist sowohl eine urirdische als höchst spirituelle Erfahrung. Durch das Zusammentreffen irdischer und himmlischer Kräfte entsteht „ein Wunder auf dem Weg zur Wiege“: ein neuer Mensch. Dieses Zusammenspiel der Kräfte beschränkt sich nicht auf die Empfängnis; es findet überall dort statt, wo Leben ist. Wenn ihr selbst neues Leben schafft, kann euch das auf tieferem Niveau berühren. „Wo kommen die Kinder her?“ ist dann keine Frage nach der biologischen Seite unserer Herkunft, sondern nach der der Seele. Unter Seele verstehe ich den Teil von uns, der da war, bevor wir geboren wurden, und der bleibt, wenn wir sterben: unser göttlicher Funke, ein Tropfen aus der Quelle, das Ewige, das große Mysterium, Gott. Oder wie ihr es auch immer nennen wollt. Unser Körper ist dann das Fahrzeug, mit dem unsere Seele ihre irdische Reise macht, oder, wie die Indianer es so treffend sagen, das Kleid, das wir auf unserer irdischen Wanderung tragen.

Deine Schwangerschaft wird eine Periode reich an geistigem Wachstum sein, sofern du ihre verschiedenen Stadien bewusst erleben kannst. Was die irdische Seite angeht, sind Investitionen in Zeit und Zuwendung gang und gäbe, wir werden in unserer Kultur mit qualifizierter Hilfestellung und nützlichen Ratschlägen überhäuft. Das erstreckt sich von ausgefeilten pränatalen Untersuchungen und hoch entwickelter Geburtshilfe bis hin zu einem auf Nachwuchs gerichteten Wirtschaftszweig, in dem Fachgeschäfte, Zeitschriften, Bankangebote und dergleichen mehr üppig gedeihen. Das Seelische gerät dabei völlig ins Hintertreffen. Wir haben fast keine Rituale mehr, wir nehmen uns selten Zeit zur Besinnung, weil wir zu sehr beschäftigt sind, „weil wir einfach nicht dazu kommen“, und wir tun so etwas wie Beten nur noch dann, wenn wir in tausend Ängsten schweben. Der Seele Raum geben heißt, dass man sich in seinem täglichen Tun mit dem „Höheren“, mit seiner spirituellen Quelle verbindet. Man kann die Seele als naturgegebene Weisheit, als unser tiefstes Inneres, als Quelle der Intuition erfahren.

Ein wesentlicher Teil der Aufmerksamkeit für die spirituelle, intuitive Seite der Schwangerschaft und Geburt gilt der Kommunikation mit dem ungeborenen Kind. Fast alle künftigen Eltern suchen während der Schwangerschaft Kontakt zu ihrem Kind; oft sind die gefühlten Bewegungen des Babys eine Voraussetzung dafür. Man kann jedoch auch mit der Seele des Kindes Kontakt aufnehmen, unabhängig von strampelnden Beinchen und dem sich drehenden Babypo. Ausgehend von der Existenz einer bewussten Seele kann man, wie ich meine, vom ersten Beginn der Schwangerschaft an oder sogar davor mit dem Kind intuitiv kommunizieren. Viele Leute haben auf spontane Art und Weise diesen „anderen“ Kontakt mit ihrem ungeborenen Baby; sie fühlen die Anwesenheit ihres Kindes nicht nur rein körperlich. Man kann hier von einem spirituellen oder seelischen oder auch von einem telepathischen oder hellseherischen Kontakt sprechen. Das will keinesfalls heißen, der Kontakt mit dem Kind im Bauch sei Menschen mit besonderen Gaben vorbehalten. Im Gegenteil, alle künftigen Eltern sind von Natur aus dazu in der Lage. Sowohl Frauen als auch Männer können mit einfachen Mitteln Zugang zum Wesen des ungeborenen Kindes erhalten. Die hier beschriebenen Erfahrungen belegen dies Stück für Stück. Voraussetzung ist lediglich ein bisschen Verspieltheit, Offenheit und die Bereitschaft der Sache etwas Zeit und Aufmerksamkeit zu schenken.

Die Annahme, dass das ungeborene Kind eine bewusste Seele ist, beeinflusst auch unser Verhältnis zum Baby bei der Geburt, die Art und Weise, wie wir es willkommen heißen und wie wir mit ihm nach der Geburt umgehen. Außerdem kann die Geburtserfahrung tiefgehend durch das Bewusstsein beeinflusst werden, dass die Art und Weise wie das Kind zur Welt kommt, eng mit der Aufgabe verknüpft ist, die diese Seele auf der Erde hat – was sie zu lernen und zu bieten hat.

Ich hoffe mit diesem Buch vielen zukünftigen Eltern bei der Sorge um ihr leibliches Wohl, bei der Kommunikation mit ihrem Partner, in der Verbindung mit der spirituellen Dimension des Lebens und im Kontakt mit ihrem ungeborenen Kind zu helfen. Ich hoffe, mit den Ideen und Übungen die ich vorschlage, die Schwangerschaft auf eine zeitgemäße Art und Weise „seelenvergnügt" zu durchleben und so das Leben zu ehren. Mit meinem Buch will ich dafür plädieren, dass wir unsere ungeborenen Kinder und neugeborenen Babys ernst nehmen, indem wir mit ihnen auf seelischer Ebene kommunizieren.

KAPITEL 1

Das Kind einladen und empfangen; die Zeugung

Die Dinka im Sudan sagen, es sei nicht nur eine Sache von Mann und Frau zu entscheiden, ob sie ein Kind wollen. Die Zeugung sei das Resultat eines kombinierten Kräftespiels von Göttern, Ahnen und Menschen.
— TEXT BEI DER AUSSTELLUNG *Kind zweier Welten*

Hattet ihr beiden damals einen Heidenspaß, als es ein Volltreffer war oder wisst ihr nicht mehr genau, wann es passiert ist?

War es ein Unfall, bei dem du nach dem ersten Schreck doch froh warst, oder hat es nach Monaten der Enttäuschung und dem soundsovielsten ausgeklügelten Versuch endlich geklappt?

Wurdet ihr mitten in der Nacht euch liebend wach und hattet das Gefühl, das ein goldenes Licht durch eure Becken strömt? Wusstet ihr beide, dass „sie" oder „er" da war?

Oder hat euer Kind erst dem letzten Versuch einer künstlichen Befruchtung, den ihr verkraften konntet, beschlossen zu kommen und war es für euch trotzdem ein Geschenk des Himmels?

Ist deine Schwangerschaft bereits eine Tatsache, wenn du dies liest, ist es vielleicht Zeit, auf die Zeugung zurückblicken. Und ... bist du zufrieden? Wenn du der Typ bist der gerne bewusst mit den Dingen umgeht, kann es sein, dass du mit Idealen herumläufst, mit Vorstellungen, wie es hätte sein sollen. Ideale sind schön, und es ist menschlich, ihnen nachzustreben, aber das Leben nimmt eben unablässig seinen Lauf, wobei sich das Machbare mit dem Ungreifbarem abwechselt. Wie bewusst, banal, fröhlich oder zurückhaltend die entscheidende Begegnung mit deinem Partner auch war, ich rate dir davon auszugehen, dass es die ideale Zeugung war. Dass sie genau zu der Reise passt, die mit der Empfängnis dieses Kindes ihren Anfang nahm.

Die Verbindung herstellen

Sehnst du dich nach einem Kind und bist noch nicht schwanger, dann kannst du bereits vor der Zeugung einige Ideen aufgreifen, die in diesem Buch besprochen werden. Zunächst kannst du deiner Absicht, ein Kind zu bekommen, symbolisch Form verleihen. Du kannst das tun, was bereits viele Mütter und Väter vor euch taten und schon jetzt ein Paar Söckchen oder ein Kuscheltier für euer zukünftiges Kind anschaffen. Oder du steckst dir als Symbol für dein Verlangen in die Riege der lebensspendenden Frauen aufgenommen zu werden, einen Ring an den Finger, den du von deiner Großmutter geerbt hast.

Je nach deiner Auffassung darüber, wie das Universum aufgebaut ist, kannst du dich an die Seele deines zukünftigen Kindes wenden, indem du in Stille zu ihr sprichst. Manche Leute fühlen bereits vor der Zeugung die Energie ihres Kindes regelmäßig um sich herum. Auch wenn du diese Sensibilität nicht besitzt, kann es ganz natürlich und angenehm für dich sein, eine innere Verbindung mit dem Kind herzustellen, dessen Mutter oder Vater du so gerne werden möchtest.

Als Vorbereitung auf die Zeugung kommt auch ein persönliches Ritual infrage, bei dem *ihr* beide das Kind, nach dem ihr euch so sehnt, zu euch einladet. Unter einem Ritual verstehe ich eine Reihe symbolischer Handlungen, die eine bestimmte Idee oder eine bestimmte Sehnsucht zum Ausdruck bringen. Mit einem Ritual nimmt man mit allen Kräften Verbindung auf, die im Zusammenhang mit einem bestimmten Thema eine Rolle spielen. Durch die Intention und die Aufmerksamkeit, mit der diese Handlungen vorgenommen werden, wird die Energie zugunsten des angestrebten Ziels gebündelt. Im Weiteren findest du einige Ideen, wie ein solches Ritual aussehen könnte.

In meinen Vorschlägen gehe ich davon aus, dass ihr die Ritualhandlung gemeinsam vornehmt. Im Allgemeinen sind Frauen etwas spiritueller orientiert als Männer und auch mit dem verschicken von Einladungen in der Regel etwas zügiger ... Wie auch immer, man kann ein solches Willkommens- oder Zeugungsritual auch alleine zelebrieren. Der gemeinsame Wunsch ein Kind zu bekommen, wird dann von einem der Partner auf diese besondere Art und Weise ausgesendet. Das braucht der Verbundenheit zwischen den Partnern keinerlei Abbruch zu tun. Wenn sich jedoch beide für ein solches Ritual entscheiden können, ist es sicherlich schön dies gemeinsam zu tun.

Ein Willkommensritual

Zur Vorbereitung sammelt ihr Symbole, die eurer Bereitschaft Ausdruck verleihen, eure Beziehung für das Kommen eines Kindes zu öffnen. Das kann ein leerer durchdrückstreifen von der Pille sein, oder Blumen (zum Beispiel zwei rote und eine weiße Rose), ein Foto von euch beiden zusammen oder von einem prächtigen Baby, ein selbstgemaltes Bild, ein vielsagendes Gedicht, ein Kuscheltier oder ein Spielzeugauto, mit dem einer von euch früher noch selbst gespielt hat. Alles kann als persönliches Symbol für einen Gedanken, ein Gefühl oder eine Absicht dienen, das ihr in das Ritual einbringen wollt.

Dann könnt ihr in Gedanken oder auf dem Papier vorbereiten, was ihr sagen oder ausdrücken wollt. Ihr könnt eure Absichten zu Papier bringen und sie während des Rituals vorlesen oder ihr könnt ein Mandala herstellen, das all das beinhaltet, was ihr ausdrücken möchtet. Ihr könntet auch tanzen, ein Lied singen oder Musik machen.

Sucht euch einen Ort für das Ritual aus und richtet ihn her. Ihr könnt die Symbole auf einer Art Altar aufstellen, vor dem ihr sitzen werdet, oder ihr ordnet alles in einem Kreis an, in dessen Mitte ihr während des Rituals Platz nehmt. Wenn ihr um Unterstützung oder um den Segen menschlicher oder geistiger Wesen bitten wollt, die für euch von Bedeutung sind, könnt ihr ein Bildnis oder einen Gegenstand, der dies symbolisiert, an eurem rituellen Ort platzieren. Das Foto eines Großvaters, die Blumenvase einer

Lieblingstante, eine Ansichtskarte mit einem Buddha oder ein Marienbildnis kann den Ort der Handlung zu einem von euch geweihten, heiligen Ort machen. Kerzen können dem Ort Licht und Atmosphäre geben, und, wenn ihr mögt, könnt ihr Weihrauch verbrennen oder ätherische Öle verdunsten lassen. Seid kreativ, lasst euren Ideen freien Lauf, vergesst nicht auch Einfachheit zu wahren. Besprecht miteinander die Grundzüge eures Plans. Duschen oder ein Bad nehmen sind geeignete Schritte zur Vorbereitung.

Zum vereinbarten Zeitpunkt trefft ihr euch an der für das Ritual vorgesehenen Stelle. Seid respektvoll euch selbst und eurem Partner gegenüber und versucht, ein dynamisches Gleichgewicht zwischen Ernst und Humor zu finden. Nehmt euch die Zeit, euch eurer gemeinsamen Kreation zu erfreuen. Eine geeignete Abschlusshandlung wäre, eure Bereitschaft auszusprechen, euch der Zeit und den Umständen der Verwirklichung eures Herzenswunsches anheim geben zu wollen. Das Stimmungsbild des Rituals kann zwischen einer stolzen Absichtserklärung bis hin zu einem demütigen Gebet schwanken. Seid aufrichtig und wählt das, was zu euch passt. Ein Ritual ist eine Äußerung, eine Botschaft, die ihr ins Universum sendet, ein sichtbar gemachter Herzenswunsch. Danach könnt ihr gemeinsam etwas Feines essen oder trinken, um diesen besonderen Tag zu feiern.

Wenn ihr dieses Ritual an einem Tag geplant habt, an dem du fruchtbar bist, kann es die Vorbereitung einer sexuellen Begegnung sein, die von der Absicht getragen wird, ein Kind zu zeugen. Ein Kind zeugen wird dann zu einer Tat, die Zielorientierung und Aufnahmebereitschaft in sich vereinigt. Ein Tanz, bei dem Schöpfungswille und Hingabe sich paaren. Viel Spaß!

Warten auf eine Schwangerschaft

Manche Leute planen ein Kind so, dass die Urlaubszeit sich an den Mutterschutz oder die Elternzeit anschließt. Oder sie kündigen kurzweg an, dass sie ein Kind machen wollen und innerhalb kürzester Zeit ist es dann soweit. So kann es gehen, und das von den Dinkas genannte „Kräftespiel von Göttern, Menschen und Ahnen“ erweist sich dann als Kinderspiel. Wer weiß, denke ich manchmal wenn es so schnell geht, wie lange das Kind, das so empfangen wurde, bereits gewartet hat und Signale abgegeben hat, bevor es ihm gelang, seine Eltern zu erreichen und ihnen einen Kinderwunsch einzuflüstern.

„Die Kinder kommen von Gott", sagte Marion Roesink zu mir, als ich nicht schwanger werden wollte von einem zweiten Kind. Nicht zuletzt deswegen ließ ich mich bei ihr in spiritueller Geburtshilfe ausbilden. Ihre Bemerkung war konfrontierend für mich. Mir war zwar klar, dass sich neues Leben nicht einfach so von Menschen machen lässt, aber ich fand doch, dass ich schon eine ganze Weile alles Menschenmögliche getan hatte, um Gott, die Götter, die Vorfahren und alle möglichen Bewohner der spirituellen Welt, zufriedenzustellen, indem ich mich der Zeit die dafür offensichtlich stand, fügte, dass es nun endlich Zeit wurde für eine Belohnung!

Wie konnte ich Gott in Himmelsnamen dazu bringen, dem ersehnten Kind einen Weg zu mir zu bahnen? Es dauerte noch viele lehrreiche Jahre, bis ich wirklich loslassen konnte, und prompt wurde ich schwanger. Als ob das Kind, das sich damals meldete, darauf gewartet hätte, bis ich meine durch seine Abwesenheit verursachten Gefühle des Unfriedens und Unglücks aufgegeben hatte ...

Ich habe im Laufe der Jahre mit vielen Frauen gearbeitet, bei denen es auch nicht klappen wollte, und ich habe inzwischen die Reichweite der Begriffe Empfängnisbereitschaft und Hingabe besser verstehen gelernt. Wenn es mit dem schwanger Werden nicht so läuft wie gewünscht, ist das eine starke Konfrontation mit sich selbst, und man wird in seinem tiefsten Inneren verletzt. Das Gefühl ein Opfer zu sein, Wut, Eifersucht, Zweifel über die Qualität des eigenen Frauseins – all dies gehört dazu. Das Warten auf eine Schwangerschaft kann alle Register spielen lassen, und hier durch zeigt sich genau das, was du durchleben musst: all das, was der unerfüllte Wunsch, schwanger zu werden in dir hervorruft. Sich dem Leben anvertrauen, mit dem Strom schwimmen; du wirst selbst nämlich jedes Mal ein bisschen geboren, wenn du die Erfahrungen, die du machst, wirklich durchlebst. Ich möchte dich ermutigen in dieser Zeit, in der du auf eine Schwangerschaft wartest, fruchtbar mit dir und eurer Partnerschaft umzugehen. Der wiederholte Vollzug eines einfachen

Zeugungsrituals kann eine wunderbare Art der Selbstbesinnung sein, wobei du deinem Kinderwunsch Ehre erweist, Verbindung mit dem „Oben“ unterhältst und Seelenkontakt mit eurem ungeborenen Kind suchst.

KAPITEL 2

Das Bauen eines Nests; ein Ort der Stille

Der Geburtsprozess beginnt in dem Augenblick, in dem du dich deinem Wunsch nach einem Kind öffnest. Ein Kind kann dir durch die Verbindung, die du mit ihm fühlst helfen, in Kontakt mit der Liebe zu kommen, die in dir vorhanden ist.
— Rosemarijn Roes *Mama hörst du?*

Du bist schwanger! Du trägst ein Kind unter deinem Herzen. Du bist in gesegneten Umständen. Schöne, gewählte Ausdrücke für eine besondere Periode deines Lebens. Du erwartest ein Kind und ein kleines Menschlein verrichtet eine große Tat: Es macht dich zu einer zukünftigen Mutter! Ich spreche nicht vom siebten Himmel oder von neun glücklichen Monaten, auch wenn ich hoffe, dass in deiner Schwangerschaft viel Platz ist für Freude. Die Schwangerschaft ist auch eine Periode, die zeitweilig sehr verwirrend sein kann, weil sich in relativ kurzer Zeit vieles ändert – körperlich, gefühlsmäßig, beziehungsmäßig.

Als Mann bist du zwar nicht körperlich schwanger, wenn ihr ein Kind gezeugt habt, wohl aber bist du guter Hoffnung. Auch du erwartest ein Kind, und fieberst einer neuen Qualität deiner männlichen Existenz entgegen, die dein ganzes weiteres Leben prägen wird: der Vaterschaft. Vor allem, wenn es sich um dein erstes Kind handelt, wird es einen Erdrutsch in eurer Beziehung geben; von jetzt an seid ihr nicht mehr zu zweit. Ein anderes Menschenwesen ist mit euch eine Verbindung eingegangen und bereitet sich gezielt auf sein irdisches Leben vor. Ihr habt zusammen ein Kind im Werden.

Dein Körper – Tempel oder Garten der Lüste

Eine entscheidende Rolle beim Nestbau für das Kind spielt die körperliche Gesundheit während der Schwangerschaft. Natürlich gilt dies in erster Linie für die schwangere Frau, aber auch für den zukünftigen Vater gilt, dass das Interesse für das neue Leben dadurch gefördert wird, indem man Zeit und Aufmerksamkeit für die Gesundheit aufwendet. Wenn du die Notwendigkeit einsiehst, Gewohnheiten, die deiner Gesundheit oder der des Kindes schaden können, aufzugeben, rate ich dir, respektvoll anstatt schuldbewusst und strafend mit dir selbst umzugehen. Es ist schön, wenn dein ungeborenes Kind dich dazu anspornt, deinen Körper als Tempel zu betrachten und nicht als Vehikel, das deinen Wünschen genügen muss.

Gesund essen, wandern in der Natur, Saunabesuch, euch gegenseitig massieren, ihr könnt euch als Paar dabei enorm unterstützen. Gut für dich selbst und für deinen Partner sorgen ist ein Ehrenerweis für dich selbst und für das werdende Kind.

Du kannst die Veränderungen in deinem schwangeren Leib voll Verwunderung zur Kenntnis nehmen, dich daran erfreuen oder dadurch in Verlegenheit geraten. „Ich fühle mich wie in der Pubertät", vertraute mir eine Frau einmal an: „eine Mischung aus Stolz und Empfindsamkeit. Jeder sieht es, obwohl es gleichzeitig auch so intim ist ..." Frieden schließen mit dem früher so gehassten runden Bäuchlein; sich erfreuen an den größeren, straffen Brüsten, eine ungeahnte Wollust fühlen, das alles kommt vor. Vielleicht fühlst du dich als eine Art Mutter Erde, mächtig, fruchtbar und voll, aber auch das Gegenteil kann passieren: Sich dem eigenen Körper entfremdet fühlen, Unsicherheit gegenüber dem Partner, Beschwerlichkeiten, Belastung.

Auch die Gefühle von Männern können hier sehr unterschiedlich sein: Eine fast heilige, platonische Ehrfurcht vor der zunehmendem Üppigkeit des Körpers der Freundin oder Frau kann Besitz von ihnen ergreifen. Wie verhält der Mann sich seiner Partnerin gegenüber, wenn er sieht, wie sie sich langsam aber sicher in eine

Art Fruchtbarkeitsgöttin verwandelt? Unbewusste oder nicht ausgesprochene Gefühle der Verlegenheit oder Angst können zu einer unwillkommenen Entfremdung zwischen den Partnern führen, was der Annahme vieler Paare widerspricht, die meinen, dass die Beziehung sich vertiefe, wenn man zusammen ein Kind erwartet. „Mein süßes Dickerchen" sagte ein Mann scherzhaft zu seiner hochschwangeren Freundin in einer Gruppe zukünftiger Eltern, die ich betreute. Diese Bemerkung mündete in ein offenes Gespräch, bei dem verschiedene Männer und Frauen berichteten, wie sie Intimität und Sexualität während der Schwangerschaft erlebten. Bei einem Paar erreichte die Intimitätskurve ungeahnte Höhen. Der Mann erzählte, dass er jedes Mal, wenn sie miteinander ins Bett gingen, mit dem Kind Kontakt aufnahm und ihm sagte, es solle nicht erschrecken, wenn er mit seinem Penis so gefährlich nahe herankommt. Auch die Frau machte beim Sex Kontakt mit dem Kindchen in ihrem Bauch. Sie erlebe ihre Liebeslust als Fest zu dritt, erzählte sie. Ein anderes Paar berichtete, dass *sie* sehr oft Lust hatte, dass *er* sie aber viel weniger als sexuelles Wesen sah, seit sie das Kind in ihrem Bauch hatte. Er fühlte sich durch die Anwesenheit des Babys gehemmt. Auch das Umgekehrte kommt häufig vor; nicht wenige Frauen können ihre Schwangerschaft nicht mit ihrem sexuellen Ich in Einklang bringen.

Häufig muss man sich auf die Suche begeben, um Formen der Intimität zu finden, die dem Gefühlsleben beider Partner gerecht werden, und im Laufe der Schwangerschaft können sich auf diesem Gebiet noch erhebliche Änderungen und Rollenwechsel vollziehen. Wie dem auch sei, Offenheit und Respekt vor den Gefühlen der Verletzlichkeit, die mit den Veränderungen in der sexuellen Beziehung zusammenhängen, sind entscheidend für das psychische Wachstum als Paar. Das gemeinsame Erleben und das Teilen der Erfahrungen rund um die körperlichen Veränderungen und Entwicklungen sind ein wesentlicher Bestandteil des Nestbaus für das Kind. Hierbei können die folgenden Übungen helfen.

Die Umarmung

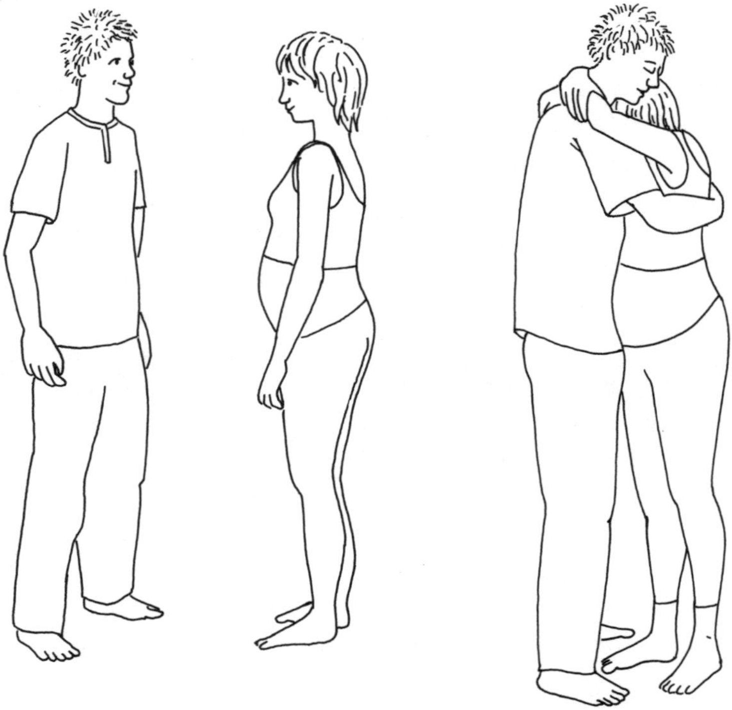

Ihr steht euch gegenüber und geht langsam aufeinander zu, bis ihr euch gegenseitig berührt. (Wenn der schwangere Bauch als trennender Ballon erfahren wird, kann die Frau sich etwas schräg hinstellen, damit ihr einander besser fühlen könnt.) Umarmt euch dann fünf Minuten lang, ohne einander zu streicheln, zu küssen, ohne zu reden, einfach so. Lediglich andächtig umarmen. Ihr werdet staunen, wie viel Intimität eine solche pure Umarmung bringt.

Auf Erkundung des Körpers

Zieht euch aus und lasst euch alle Zeit, um eure Körper ausführlich zu betrachten. Erzählt euch abwechselnd, was ihr seht, was ihr hübsch, anzie-

hend, eindrucksvoll, verletzlich oder anders als früher am Körper des Anderen findet. Lasst eure Verlegenheit und euren Humor zum Zuge kommen, bleibt aber vor allem liebevoll. Verwendet vor allem viel Aufmerksamkeit für das weibliche Geschlechtsorgan; nehmt eventuell einen Spiegel zu Hilfe, um es gemeinsam betrachten zu können. Berührt die Vulva sanft, drückt fest mit der ganzen Hand darauf, verweilt bei dem Gedanken, dass dies das Tor ist, durch das das Kind die Welt betreten wird. Seit euch der Tatsache bewusst, dass es sich hier sowohl um ein sexuelles Organ als auch um einen Geburtskanal handelt, und erzählt euch gegenseitig, was das für jeden von euch bedeutet.

Tipp: Macht diese Übung auch regelmäßig im Rahmen des Wiederaufbaus eures sexuellen Lebens nach der Geburt des Kindes!

Neun Monate Zeit

Im Kreis der Familie, im Freundeskreis und auf der Arbeit nimmt das werdende Kind auch einen – von Paar zu Paar unterschiedlichen – Platz ein. Wenn euer Kind das erste Enkelkind eurer Eltern wird, ist die Lage anders, als wenn es „Nummer soundsoviel" ist. Inwieweit sich eure Eltern mit dem Kind verbunden fühlen, hängt überdies stark von deren Charakter, Lebensweise und Ihrer Beziehungen zu euch ab. Alte, beengende Eltern-Kind-Muster können wieder aufleben, aber es kann auch ein frischer Wind in der Beziehung zu den Eltern wehen, da ihr nun – obwohl ihr das Kind eurer jeweiligen Eltern bleibt – auch selbst Vater oder Mutter werdet. Wenn ein Elternteil oder beide Eltern nicht mehr leben, werdet ihr dazu, wenn ihr selbst neues Leben zeugt, eine andere Haltung einnehmen. Auch die Beziehung zu einem Bruder, der bereits Kinder hat, oder zu einer Schwester, die ungewollt kinderlos ist, ändert sich mit der eigenen Schwangerschaft. Im Freundeskreis kann es auch etwas ausmachen, ob ihr die Ersten seid oder ob bereits eine ganze Schar Kinder herumläuft. Einmal hörte ich von einer schockierenden Reaktion von Freunden auf die Ankündigung einer Schwangerschaft: „O ja?! Und ihr wart doch so nett!“ Ich meine mich zu erinnern, dass diese Bemerkung den Anfang des Endes dieser Freundschaft einläutete... Kurzum, bereits im ungeborenen Zustand kann das Kind einen tief greifenden Veränderungsprozess in eurem Leben in Gang setzen.

Neun Monate sind eine gute Zeit, um Platz zu schaffen für ein Kind, sowohl im Kopf als im Herzen, sowohl in der Beziehung als auch im eigenen Heim, sowohl bei der Familie als auch am Arbeitsplatz. Ich rate euch, euch regelmäßig etwas Zeit für das zu gönnen, was in euch umgeht, sodass eure Gefühle, eure Ideen, eure Zweifel und eure Träume die Aufmerksamkeit erhalten, die sie verdienen und ihr in der Lage seid alles bewusst zu durchleben.

Ein Ort der Stille in der Wohnung

Es kann anregend sein, in der Wohnung einen Platz zu schaffen, der dich zur Besinnung einlädt. Einen Ort der Stille, der dich inspiriert, der dir hilft, dich an das zu erinnern, was wirklich wichtig für dich ist, kurzum, einen Besinnungsort im Taschenformat.

Ein solcher Ort der Stille kann unterschiedlich gestaltet werden. Es kann ein Zimmer sein, das du aufsuchst, wenn du innerliche Ruhe suchst, aber auch ein Schaukelstuhl im zukünftigen Kinderzimmer, ein Meditationskissen im Schlafzimmer oder ein Stuhl, den du sonst nur verwendest, wenn du Besuch bekommst. Wähle einen Platz, der zu dir passt. Auch kannst du dir einen Platz schaffen, an dem du Gegenstände ausstellst, die du schön findest oder die einen emotionalen Wert für dich haben. Dies wird dann eine Art Altar. Die Einrichtung und der Unterhalt eines solchen Orts ist an sich schon eine Beschäftigung, mit der du dir die Zeit und Ruhe gönnst, positiv bei dir selbst und deiner Schwangerschaft zu verweilen. Darüber hinaus kannst du auch zwischendurch immer wieder einen Blick darauf werfen. Auf dem Kästchen oder Deckchen, dem Regal oder dem Kamin, das du zum „Altar” bestimmt hast, kann wirklich alles Mögliche liegen. Leg Gegenstände hin, die dir etwas sagen, deine eigenen Symbole.

Ein paar Vorschläge:

- die Vogelfeder, die zufällig vor dir herunter wirbelte, als du über eine mögliche Schwangerschaft vor dich hin träumtest
- das Hemdchen, das deine Schwester brachte, nachdem sie es erfahren hatte
- einen Rosenquarz, ein Symbol für Liebe und Fruchtbarkeit
- den besagten Schwangerschaftstest
- das schöne Büchlein, in das du regelmäßig Briefe an dein Kind schreibst
- eine Karte mit einem Prachtkind
- den Strampelanzug Größe 50/56 den du gekauft hast
- ein selbst gemachtes Kuschelpüppchen
- ein aufgeschlagenes Buch mit dem Foto eines Kindes in der Gebärmutter
- einen Strauß Vergissmeinnicht

Ich kenne eine Frau, die ein fast vergessenes prächtiges Marienbildnis wieder hervorholte und ihm einen Ehrenplatz im Zimmer gab, als sie schwanger wurde. Sie fand es ein schönes Symbol für ihre Mutterschaft. Bereits ihre eigene Mutter und Großmutter hatten früher bei dem Bildnis Kerzen für einen guten Verlauf ihrer Schwangerschaften angezündet. Wenn du Symbolkarten kennst und magst, kannst du zum Beispiel jeden Monat oder jede Woche eine Karte ziehen und sie in einen Kartenhalter stecken. So kannst du dich jedes Mal aufs Neue inspirieren lassen. Auch ein Körbchen mit Babykleidung kann dich von innen so sanftmütig machen, dass du ihm einen festen Platz geben willst, um immer wieder einen Blick darauf werfen zu können. Das Streicheln und Beschnuppern dieser Minihemdchen ist an sich schon ein Augenblick der Besinnung. Im Grunde ist das Schaffen eines solchen Ortes der Besinnung eine zeitgenössische Variante einer Beschäftigung unserer Urgroßmütter, der Arbeit an einer Säuglingsausstattung. Die Art und Weise, wie sie Deckchen bestickten, mit der Hand Hemdchen nähten, Strampler strickten, war an sich schon eine meditative Beschäftigung. Unser Shoppen in Babyfachgeschäften kann, was die innere Ruhe angeht, dem natürlich nicht gleichkommen.

Einen oder mehrere „Besinnungsorte“ in deiner Wohnung, in deinem Garten oder unter einem Baum in der Nähe können dir helfen, der Schwangerschaft einen Platz in Zeit und Raum zu schaffen. Deine persönlichen Symbole bringen dich immer wieder in Kontakt mit dem, was in deinem Innersten lebt, und können dir als Brücke dienen, um Verbindung mit deinem Kind aufzunehmen.

Ein Ort der Stille in deinem Inneren

Außer in der konkreten Wirklichkeit kannst du auch einen Ort der Stille in deinem eigenen Inneren schaffen. Mithilfe deiner Vorstellungskraft schaffst du dir in deinem Inneren einen Ort, der es dir erlaubt dich zu entspannen und in eine meditative Sphäre einzutreten. Du kannst dich dort nach Belieben aufhalten, kürzer oder länger, entspannt liegend oder unterwegs auf dem Fahrrad, im Wartezimmer der Hebamme oder auf der Arbeit. Du kannst diesen Ort aufsuchen, wenn du Ruhe brauchst, wenn du in deine echten Gefühle eintauchen willst oder wenn du Weisheit brauchst für wichtige Entscheidungen. Auch kannst du dort Kontakt zum Wesen deines ungeborenen Kindes suchen oder dich mit deiner persönlichen Führung austauschen (darüber später mehr). Mithilfe der nachstehenden geleiteten Fantasie schaffst du deinen eigenen inneren Ort der Stille.

Sehr zu empfehlen!

Einen inneren Ort der Stille; eine Visualisierungsübung

Such dir einen Platz, an dem du ungestört sitzen oder liegen kannst, um dich in dein Inneres zu kehren und dich zu entspannen.

Stell dir vor, dass du dich in der Natur befindest ..., in einem Wald, am Ufer eines Flusses, am Strand, in den Bergen, wo auch immer ... Es kann ein Ort sein, den du bereits kennst, aber es kann auch ein ganz neuer Ort für dich sein ... du befindest dich auf einem Weg ... Gehe ruhig weiter und nimm die Umgebung in dich auf ... Was wächst da? Was blüht da? Was ist da alles zu sehen? Wie ist die Temperatur? Angenehm warm ..., angenehm kühl ...? Fühlst du den Wind auf der Haut, die Sonne ... Was riechst du ...? Hörst du Geräusche in der Umgebung oder ist es vollkommen still? Gibt es vielleicht Tiere in der Nähe? Hörst du sie ...? Siehst du sie ...? Fliegt, kriecht oder läuft vielleicht eines mit dir mit? Vielleicht ist es ein Freund ..., ein Helfer. Wenn sich das so anfühlt, nimm dir ruhig die Zeit, um zu entdecken, was das Tier dir zu sagen hat. Lass es zu dir sprechen. Was will es dir sagen mit dem, was es tut? Was fühlst du in seiner Anwesenheit?

Während du so weitergehst, merkst du, dass die Umgebung dich dazu einlädt, deinen Schritt zu verlangsamen. Du fühlst, dass es hier anders ist ... Dann siehst du einen Ort, der dein besonderes Interesse weckt ... du bleibst stehen ..., fühlen ..., horchen ... Dieser Ort hat alles, was ihn zu deinem ganz persönlichen Ort macht. Vielleicht bist du hier schon öfter gewesen, vielleicht noch nie ..., aber du erkennst ihn als deinen Ort. Das weißt du, das fühlst du so ... Es kann eine Wiese sein ..., ein Baum ..., eine Höhle ..., ein Berggipfel ..., ein Boot auf hoher See ... Wie auch immer, es ist dein Ort ... Hier willst du einige Zeit verweilen. Hier hast du alle Zeit ... Mach es dir gemütlich ... Setz dich ruhig hin ... du kannst dich natürlich auch hinlegen ... Oder, wenn du es lieber willst, klettern, springen oder tanzen ...

Nimm die Umgebung in dir auf ... Welche Details fallen dir auf? ... Wie ist die Stimmung? ...Es kann sein, dass hier dein Lieblingsgewächs gedeiht und gewissermaßen zu dir spricht ... Vertraue deiner Intuition ..., höre deine echten Gefühle ..., und tu das, was dir gerade in den Sinn kommt. Ehre deine Sinne, folge deiner Eingebung ... Das ist dein Ort der Stille. Nimm dir Zeit, genieße den Augenblick. Dies ist der Ort, an dem du ganz du selbst sein kannst, an dem du aller Verpflichtungen enthoben bist ... Lass die Energie dieses Ortes so stark wie möglich einwirken ... Akzeptiere diese Wohltat und bleibe eine Zeit lang bei dir selbst ... Nimm dir alle Zeit ...

Dann wird es langsam Zeit, dich zu verabschieden; du kannst das tun, indem du den Weg, der dich hierhin geführt hat, zurückzugehst. Nimm ruhig Abschied von diesem Ort, wissend, dass du immer, wenn du willst, hierher zurückkehren kannst. Dieser Ort ist ganz für dich da. Niemand anders kommt hierher, es sei denn, du wünscht es.

Kehre schließlich zurück zu deinen Körper. Fühle, wie du da sitzt oder liegst, fühle, wie du atmest. Gönne dir die Zeit ... Strecke dich aus, und bewege dich etwas. Verweile ruhig noch einige Zeit bei deinen Gefühlen und Gedanken, eventuell mit einer angenehmen Musik im Hintergrund.

Wenn du willst, kannst du den Ort, an dem du gewesen bist, einen Platz in deinem Körper geben. In deinem Kopf, in deinem Bauch oder in deinem Herzen. Dann kannst du ihn immer wiederfinden. Das ist dein Kraftort, dein inneres Heiligtum. So hast du dir deinen eigenen Ort der Stille geschaffen.

KAPITEL 3

Hallo Kleines! Kontakt aufnehmen, Kontakt suchen, Kontakt bekommen

„Mein Kontakt mit unserem Kind wurde innig, nachdem ich ein Büchlein gekauft hatte, in dem ich ihm schrieb. Ich richtete mich einfach an ‚Unbekannt' und dann ging alles von selbst."

— Ernst

Du kannst auf verschiedene Art und Weise mit deinem Kind Kontakt aufnehmen, etwa indem du zu dem Kind sprichst: „He Kleines, trampel nicht so wild herum, du tust mir weh!" Oder: „Hör mal her kleiner Zwerg, wie wär's mit etwas Bewegung? Wir haben dich heute noch kaum gefühlt." So erzählte mir einmal eine schwangere Frau, dass sie immer, bevor sie bergauf nach Hause radelte, zum Baby in ihrem Bauch sagte: „Also Mipi, dann mal los!" Diese Art sich Mut zu machen kann zu echtem Kontakt führen, sofern die Worte auch tatsächlich an das Kind gerichtet sind und nicht nur aus Spaß gesagt werden. Du kannst mit deinem Kind ein spielerisches Zwiegespräch führen, ihm deine Sorgen anvertrauen oder ihm aber einen ausführlichen Brief schreiben. Du stimmst dich dann innerlich auf das Kind ab, und das kann ein Gefühl der Verbundenheit schaffen, unabhängig von direkt merkbaren Reaktionen seinerseits.

Karin hat einen Termin für eine zusätzliche Echografie. Die Hebamme findet das Baby nämlich ein bisschen klein um möchte, dass ein Spezialist die Sache untersucht. Karin hält nicht so viel von Echos. Ihrer Meinung nach sind die Schallwellen doch ein erheblicher

Eingriff in den geschützten Status des ungeborenen Kindes; aber durch die Zweifel der Hebamme ist sie etwas unsicher geworden. Sie geht in sich, stimmt sich auf das Baby ab, und beginnt mit ihm zu reden: „He Kleines, wie du weißt, hat die Hebamme Zweifel über dein Wachstum. Ich eigentlich nicht. Ist das Vogel-Strauß-Politik oder verlässliche weibliche Intuition? Mich zwingt natürlich keiner ... Was meinst du, Liebling ...?" Dann sieht Karin das Gesichtchen des Babys vor sich, wie es beruhigend lächelt. „Du scheinst wohl sagen zu wollen ‚mir fehlt überhaupt nichts', dennoch traue ich der Sache nicht ganz ..., und ich will eigentlich auch einen konkreten Beweis dafür, dass mit dir alles in Ordnung ist ... Wir lassen doch ein Echo machen ... Hab keine Angst vor den Schallwellen ... Ich werde bei dir sein ... Ich werde dich schützen, wenn wir beide da liegen ... Okay, so fühlt sich das gut an."

So bereitet Karin sich selbst und ihr Kind auf das vor, was auf sie zukommen wird. Der Kontakt, den sie fühlt, gibt ihr Sicherheit und ein beruhigendes Gefühl. Einigermaßen relaxt begeben sie sich ins Krankenhaus. Die Echografie bestätigt Karins Vorahnung und die Botschaft des Babys: Es ist groß genug, und es geht ihm ausgezeichnet.

Wie das Beispiel von Johannes illustriert, können Zweifel über die Eignung zur Elternschaft aufkommen. In der Zeit, in der er sein erstes Kind erwartet, kommt bei Johannes eine Menge altes Leid hoch. Die Beziehung zu seinem Vater macht ihm ziemlich zu schaffen. Johannes ist im Grunde sehr unsicher, ob er selbst in der Lage ist, ein liebevoller Vater zu werden. Die Vater-Sohn-Beziehung, wie er sie kennt, ist gewiss kein gutes Vorbild. In einer geführten Meditation nimmt er Kontakt mit der Energie seines Kindes auf. Genauer gesagt, der Kontakt ist auf einmal da, ohne sein Zutun. Er fühlt, dass seine Tochter ganz nahe bei ihm ist und dass es ihr richtig gut geht. Sie strahlt etwas ganz Friedliches aus. Johannes weiß nun intuitiv, dass sein Kind ihn als Vater akzeptiert. Das berührt ihn zutiefst und er lässt seinen Tränen freien Lauf.

Intuition und Visualisierung

Du kannst den Kontakt zu deinem Kind suchen, indem du versuchst, dir eine Vorstellung von dem Mädchen oder dem Jungen zu machen. Manchmal haben die zukünftigen Eltern ein deutliches Bild vor Augen oder sie machen die Erfahrung, dass das Kind zu ihnen spricht oder sie fühlen, dass das Kind ganz einfach bei ihnen ist. Über deine Vorstellungskraft kannst du Zugang zu einer anderen Eigenschaft erhalten, zu deiner Intuition, und intuitiv wissen wir oft viel mehr als wir denken.

Es gibt verschiedene Möglichkeiten, unsere Intuition zu aktivieren: uns körperlich entspannen, Ruhe in der Natur suchen, tanzen, meditieren, schreiben, malen, um nur einige Beispiele zu nennen. Was vielen liegt, ist das Visualisieren oder Aufrufen von Bildern. Im Grunde genommen ist es eine gezielte, bewusst eingesetzte Art des Tagträumens, eine geleitete Fantasie. Bei einer Visualisierung werden deine intuitiven Fähigkeiten angesprochen, du öffnest dich für Bilder oder andere „Botschaften". Du kannst bei der Visualisierung versuchen, die Energie des Kindes zu finden, du kannst es bitten, sich sehen zu lassen oder etwas von sich hören zu lassen. Bei Astrid ging das folgendermaßen.*

Als Astrid ihr zweites Kind erwartete, wollte sie so gerne wissen, ob es ein Junge oder ein Mädchen ist. Ihr erstes Kind war ein Mädchen und Astrid sehnte sich nach einem Sohn. Sie hatte auch dauernd das Gefühl, dass es ein Junge sei, aber sie wollte sich davon nicht (miss)leiten lassen. Sie hatten schon lange einen Jungennamen, Abel, parat und sie fühlte sich ein bisschen schuldig, dass Victor und sie noch keinen schönen Namen für ein Mädchen hatten. Astrid wollte es so gerne wissen: War ihr Kind nun ein Junge oder ein Mädchen?

Sie machte eine Visualisierungsübung, wobei sie sich selbst, Vater Victor und ihre Tochter Iris symbolisch in einen Kreis (Übung auf

---

*Dieses Beispiel aus meiner Praxis, ebenso wie die in diesem Kapitel beschriebene Erfahrung von Hilde, stammt aus der Zeit, in der Ultraschalluntersuchungen nicht bei jeder Schwangerschaft üblich waren. Fast alle Eltern erfuhren erst bei der Geburt ihres Kindes, welches Geschlecht es hatte.

Seiten 129/130 dieses Buch und auf der CD) setzte und das ungeborene Kind einlud, in ihrer Mitte Platz zu nehmen. Gleich danach sah sie ein Kind erscheinen. Sie konnte nicht erkennen, ob es ein Junge oder ein Mädchen war... Wohl hörte sie eine innere Stimme den Namen Hannah aussprechen. Hannah ... Sie spürte dem Namen nach, ließ ihn sich auf der Zunge zergehen und stellte fest, dass er genauso gut schmeckte wie Abel. Auch Victor war empfänglich für den Namen Hannah, nachdem er ihn ein paar Mal geflüstert, laut ausgesprochen und gerufen hatte ... Listen mit Mädchennamen konnten von nun an nichts mehr ausrichten; sollte es ein Mädchen sein, werden wir es auf jeden Fall Hannah nennen. Anderthalb Monate später wurde ihre zweite Tochter geboren. Astrid zufolge hatte sie sich selbst angekündigt und ihren eigenen Namen mitgebracht. Übrigens war Astrid sofort verliebt in die Kleine. Anderthalb Tage später seufzte sie: „Hannah für einen Sohn eintauschen? Nicht um alles in der Welt!" Das war sie also, die Hannah! Abel war zu einer abstrakten Idee geworden.

Erich und Anne wurden vor neun Monaten durch ihre Schwangerschaft überrascht, und das in einer Phase, die Anne als „etwas schwierig" und Erich als „chaotisch" bezeichnete. Erich verkehrt noch immer in einem Zustand der Verwirrung. Er und Anne haben eine LAT-Beziehung, und Erich zweifelt über seine künftige Rolle. Er hat sich in den letzten Monaten zeitweise völlig zurückgezogen, da nun aber die Geburt des Kindes vor der Tür steht, hält er es für nötig, an seiner Verwirrung zu arbeiten.

Ich begleite die beiden auf einer Visualisierungsreise, bei der sie sich selbst, sich gegenseitig und ihr Kind auf der Ebene der Seele begegnen (Übung auf Seiten 45-48 dieses Buches und auf der CD) können und dem Aufmerksamkeit schenken können, was sie alle drei verbindet. Wir laden das Kind ein, sich so sehen oder fühlen zu lassen, dass Anne und Erich mit ihm in Kontakt kommen können. Anne laufen hierbei die Tränen über die Wangen. Plötzlich bricht sie in schallendes Gelächter aus. Ihr Mienenspiel lässt eine abenteuerliche innere Reise vermuten. Erich geht offensichtlich bewegt, in sich versunken unbeirrt seinen eigenen Weg.

Nach der Begegnung mit ihrem Kind schildern die beiden mir ihre Erfahrungen. Anne fühlte die bewundernswerte innerliche Kraft des Babys. Ihre Differenzen mit Erich, ihre Probleme im Umgang mit ihrer Wohnsituation und ihrer Arbeit, alles erschien auf einmal so relativ, welch ein Klacks, verglichen mit der inneren Kraft, die das Kind bereits jetzt zeigt, meinte sie. Das alles machte sie unerwartet froh.

Erich war offenbar noch weit weg, als ich mich nach seinen Erlebnissen erkundigte. Dann erzählte er mir, welche Botschaft er von dem Baby erhielt, als er seine Verwirrung und seine Zweifel äußerte. „Dafür bin ich nicht da, für diese Zweifel von dir" waren die Worte, die mit aller Deutlichkeit bei ihm ankamen. Erich ist perplex! Darauf muss er sich also einstellen! Er sieht sanftmütig und entspannt aus! Offenbar ist seine Seele durch die Weisheit seines Kindes gerührt. Mit einem Augenzwinkern sagt er: „Und trotzdem weiß ich immer noch nicht, was ich mit diesem Lebemann in mir machen soll..."

Ich schlage vor, eine *Inner-Child-Karte* zu ziehen (siehe auch Seite 62). Anne zieht das Schwert-As. Das steht für Klarheit und Hingabe an das Schicksal. Erich zieht den Kleinen Prinzen. Ein Volltreffer! Diese Karte bedeutet, dass das Kennenlernen dieses Kindes alles ändert. Dass das Leben – wo immer man geht und steht – durch die Begegnung mit einem Kind von einem anderen Gestirn, einem „Sternkind", unendlich viel reicher werden wird. Für einen Moment verschlägt es uns allen die Sprache.

Inzwischen ist Martin geboren. Auf der Karte steht sein Foto. Er strahlt eine bewundernswerte Ruhe aus.

Spontaner Kontakt

Auch ein unerwarteter Kontakt mit dem ungeborenen Kind ist möglich, wie meine eigene Geschichte beweist. Die Vision, die ich bei der Zeugung unseres „Kleinen“ bekam, hat mich völlig überfallen. Ich bin gewiss keine Hellseherin, aber dieser Vorfall schien beinahe das Gegenteil zu beweisen!

Neun Monate vorher hatte ich eine Eileiterschwangerschaft. Deshalb wurde mir – wenn ich noch schwanger werden wollte, eine In-vitro-Fertilisation empfohlen. Eine spontane Schwangerschaft war wegen des Zustands meiner Eileiter sehr unwahrscheinlich. Nach langem Hin und Her entschieden wir uns gegen alle Kunstgriffe, um doch noch schwanger zu werden. An diesem Abend schliefen wir miteinander, was sehr schön war, da wir ein starkes Gefühl der Gemeinsamkeit hatten. Prompt erschien vor meinem geistigen Auge ein Kindchen mit einer hübschen runden Schnute; es schwebte so ein bisschen in der Ecke des Schlafzimmers. „Oje!“, seufzte ich in Gedanken, „ich dachte, dass ich es losgelassen hätte... Kaum schlafen wir miteinander fantasiere ich sofort wieder über ein Kind. Dieses Kapitel habe ich offensichtlich doch noch nicht abgeschlossen.“ Das stimmte, aber es war auch nicht nötig ... ich bekam meine Periode nicht, machte einen Test und erfuhr, dass ich schwanger war!

Auch die Erfahrung, die Georg hatte, ist ein treffendes Beispiel für spontanen Kontakt. Georg war für seine Arbeit einige Tage unterwegs. Während einer Besprechung richteten sich seine Gedanken plötzlich auf sein Kind, das seit fünf Monaten im Bauch von Annette, seiner Freundin, heranwuchs. Er hatte das Gefühl, gerufen zu werden und auf einmal wurde seine Aufmerksamkeit ganz zu diesem ungeborenen Winzling gezogen. Mehr nicht. Wieder zu Hause vernahm er von Annette, dass sie beinahe einen Unfall hatte. Sie war mit einem Schrecken und einem krummen Vorderrad davongekommen. Nach einigen Nachforschungen stellte sich heraus, dass der Zeitpunkt dieses Vorfalls mit dem der Eingebung, die Georgs volle Aufmerksamkeit auf das Kind lenkte, übereinstimmte. In solchen Fällen scheint die Initiative wohl vom Kind auszugehen!

Kontakt aufnehmen, Kontakt suchen, Kontakt bekommen. Wer Tür und Tor dafür öffnet, kann das Wesen des Kindes in seinem Bewusstsein in Wort, Bild oder Gefühl zulassen. So kann eine Begegnung, ein Austausch stattfinden.

Fantasie oder Realität?

Wie können wir wissen, ob wir nun wirklich dem Wesen unseres Kindes oder nur einem Produkt unserer Fantasie begegnen? Tja, wer weiß das schon...? Letztlich halte ich das nicht für entscheidend. Wir öffnen unser Herz, wenn wir Kontakt suchen mit unserem ungeborenen Kind. Darum geht es schließlich!

Eine gewisse Nüchternheit ist wohl am Platze, wenn du dich durch die Ideen in diesem Buch inspirieren lassen willst. Es ist ratsam, außer deinen Eingebungen, Bildern und Gefühlen auch weiterhin deinen gesunden Menschenverstand einzusetzen. Ein Beispiel: Stell dir vor, dein Kind sagt bei einer Visualisierung zu dir, dass du bei der Geburt besser auf die Anwesenheit einer Hebamme oder eines Arztes verzichten kannst. Solltest du diesem Rat dann folgen? Dies kommt mir sehr unvernünftig vor! Aber wie lässt sich so etwas dann erklären? Vielleicht will deine ungeborene Tochter dich zu einer unabhängigeren Haltung ermutigen! Oder vielleicht hattest du gar keinen Kontakt mit der Energie deines Kindes, sondern mit der deines eigenen inneren Rebellen... du kannst eine solche Eingebung insoweit ernst nehmen, als sie dir Aufschluss darüber gibt, dass dein Vertrauen in die Geburtshilfe offenbar zu wünschen übrig lässt. Dann ist es Zeit, dass du deiner Fragen und Wünsche bezüglich der Geburt bewusst wirst und sie mit deiner Hebamme oder deinem Frauenarzt besprichst. Schlimmstenfalls suchst du dir jemand anderen.

So können unbewusste oder bewusste Ängste deine Visualisierungen und Träume mit Trugbildern versetzen, und es können allerlei irreale Ideen aufkommen, die du nicht ohne Weiteres als „Botschaften des Babys“ betrachten solltest. Auch Sehnsüchte können für Verwirrung sorgen, wie herzgewinnend und inspirierend sie auch sein mögen. Voraussetzung für den vernünftigen Gebrauch intuitiver

Informationen ist, dass du ein Gleichgewicht zwischen Gefühl, Verstand und Intuition findest. Auch geht es darum, mit dem Spannungsfeld, das zwischen der gewünschten, der erfahrenen und der körperlichen Wirklichkeit entstehen kann, fruchtbar umzugehen. Eine Frau, der dies meiner Meinung nach ausgezeichnet gelang, ist Hilde. Sie schrieb mir kurz vor der Geburt ihres zweiten Sohnes Folgendes: „Worüber ich mir noch nicht ganz sicher im Klaren bin, was jedoch im Bereich des Möglichen liegt, ist, dass ich Abschied von dem Mädchen werde nehmen müssen, das ich mir sosehr wünsche. Wenn ein Junge auf die Welt kommt, werden sich all die Bilder von einem Mädchen und den Gesprächen mit ihr als realitätsfremd erweisen. Dennoch sind diese vertraulichen Gespräche mir sehr ans Herz gewachsen und haben damit auch diese Schwangerschaft beeinflusst, daran zweifle ich nicht. Wie ich es sehe, hat auf jeden Fall eine Tochter in meinem Inneren gelebt ... Ich habe Kontakt zu ihr gehabt. Wie ich diese Beziehung mit ihr abschließe oder fortsetzte, wird sich nach der Geburt zeigen."

Nach der Entbindung sagte Hilde mit spitzbübischem Augenzwinkern zu mir: „Sie hat uns an der Nase herumgeführt, sie war einfach ein Junge ..." Bei einer späteren Begegnung erzählte sie mir, wie sie durch dieses Schwangerschaftserlebnis engeren Kontakt zu ihrem eigenen inneren Kind gefunden hatte. Das kleine Mädchen, das ihr soviel Freude bereitet hatte, stand eigentlich für ihre eigene Verspieltheit und Sorglosigkeit, erkannte sie im Nachhinein. Auf jeden Fall war es eine Bereicherung für sie selbst als Frau und Mutter ... von zwei Söhnen!

Lob der Langsamkeit

Es gibt natürlich verschiedene Formen und Abstufungen beim Kontakt mit dem ungeborenen Kind. Erfahrungen können, was die Atmosphäre, den Tiefgang und die Wirkungsweise angeht, sehr unterschiedlich sein. Kurze tägliche Begegnungen können sich als sehr wertvolle Momente erweisen. Längere Kontakte entstehen meist, wenn wir uns die Zeit dafür nehmen und den nicht-rationalen, intuitiven Teil unserer Psyche für eine Begegnung öffnen.

Kommunizieren mit dem ungeborenen Kind ist eine Frage der „Langsamkeit", des Findens der Eigenzeit. Hier und da eine Reise ins Innere machen, und das Kind kürzer oder länger besuchen ist herzerfreuend, trägt zur inneren Ruhe bei und stärkt das Vertrauen in das natürliche Wunder, das sich in Ihrem Leben vollzieht. Außerdem ist es eine prima Vorbereitung auf die Geburt. Die folgende Visualisierung kann dir helfen die Beziehung zu dir selbst, zu deinem Partner und zum ungeborenen Kind zu vertiefen. Du kannst die Übung alleine machen oder ihr könnt sie zu zweit machen. Sie wird hier als gemeinsame Übung beschrieben.

Visualisierung: Eine Begegnung mit eurem ungeborenen Kind

(Nummer 2 auf der CD)

Stellt zwei Stühle so auf, dass ihr euch gegenübersitzt, und zwar mindestens so weit auseinander, dass sich eure Füße beim Sitzen nicht berühren.

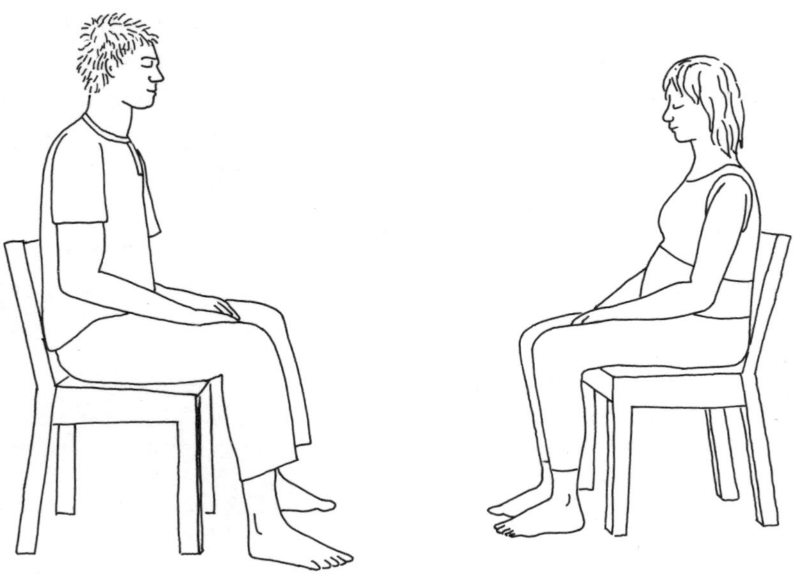

Setzt euch hin und schließt die Augen, um euch besser nach innen richten zu können.

Fühle den Stuhl, auf dem du sitzt ... Setze dich richtig breit hin ... Atme ruhig ein und aus ... Stell dir vor, unter einer warmen Dusche zu sitzen ... Das wegfließende Wasser nimmt die überschüssige Spannung aus deinem Nacken und deiner Schulter mit. Nimm dir alle Zeit...

Fühle deinen Körper ... Fühle, wie du da so sitzt ... Mache es dir bequem ... Fühlst du noch irgendwo Spannung? Lass sie langsam wegfließen, jedes Mal, wenn du ausatmest ... Langsam ... in deinem eigenen Tempo. Du brauchst nichts zu tun... lass einfach alles geschehen...

Richte nun deine Aufmerksamkeit auf deine Brust. Atme ruhig ein und aus. Atme aus dem Raum heraus, in dem dein Herz zu Hause ist, deinem Herzzentrum. Verbinde dich mit dem Gefühl in deinem Herzen... Sprich dann leise innerlich deinen eigenen Namen aus, langsam ... Wiederhole ihn einige Male aufmerksam ... und bringe ihn zu deinem Herzen ... Atme ihn ein und aus, spiele mit ihm. Vielleicht hast du einen Spitznamen, einen Kosenamen ... Nimm dir ruhig die Zeit, dich selbst zu begrüßen. Nehme Kontakt mit dem Wesen, das deinen Namen trägt auf... mit dir ... mit allem, was dazu gehört ... Atme ruhig weiter und fühle, was das alles mit dir macht.

Sei dir bewusst, dass du gegenüber noch einem anderen menschlichen Wesen sitzt, deinem Partner. Stimme dich auf ihn ab. Rufe dir deinen Partner bzw. deine Partnerin ins Bewusstsein, ohne die Augen zu öffnen ... Nenne in Stille seinen bzw. ihren Namen ... Wiederhole ihn einige Male ganz langsam ... Begrüße deinen Partner innerlich mit dem Namen, den er bzw. sie trägt, rufe ihn bzw. sie aus deinem Herzen... Versuche es eventuell spielerisch mit einem Spitznamen, einem Kosenamen. Öffne dein Herz ...*

Stell dir nun vor, dass das, was zwischen euch ist, als Verbindung von Körper zu Körper sichtbar wird ... Das kann ein ruhiger Fluss sein ... es

---

* Wenn du diese Übung in Abwesenheit deines Partners machst, kannst du ihn vor deinem geistigen Auge erscheinen lassen, sodass er dir gegenübersitzt. Der Rest spricht für sich. Hast du kein Liebesverhältnis zum Vater deines Kindes, nimm dann Kontakt zu deinem Herzen auf und lass dich von dem was geschieht überraschen, wenn du die Visualisierung in der oben beschriebenen Form dennoch machst. Natürlich steht es dir frei, sie abzuändern!

können tosende Wellen sein ... es kann eine oder mehrere Farben haben ... eine grüne Wiese ... oder etwas ganz anderes sein. Diese Verbindung kann von Herz zu Herz, von Bauch zu Bauch laufen oder noch wo ganz anders. Vielleicht siehst du nicht gleich etwas, sondern fühlst eher, was sich da tut, was da läuft ... oder tanzt ... oder vibriert ... oder singt. Lass dir Zeit. Atme ruhig ein und aus.

Verweile einmal bei dem Gedanken, dass sich durch eure Verbindung ein neuer Erdenbürger angezogen fühlte ... Lass diesen Gedanken einmal zu, dass ein Kind dich als Mutter ... und dich als Vater auserwählt hat ... Wegen dem, was euch ausmacht und was euch miteinander verbindet ... Dass ein Kind, dieses Kind, bei euch geboren werden will ... Was bringt dieser Gedanke bei dir zuwege ...?

Euer Kind ist schon bei euch ... euer werdendes Kind ... wenn ihr wollt, könnt ihr es jetzt zu einem Treffen einladen ... Bereite dich ruhig darauf vor ... Lass den Wunsch zu, dass das Kind in dieser Verbindung zwischen euch sichtbar wird ... und traue dem, was du siehst oder fühlst ... Es kann sein, dass du ein Baby wahrnimmst ..., aber es kann auch ein Kind im Vorschulalter oder sogar ein erwachsener Mensch sein, von dem du ein Bild bekommst ... Gut möglich, dass du kein scharfes Bild wahrnimmst und dennoch die Anwesenheit deines Kindes spürst ... Verweile bei dem, was nun geschieht, wo du dich einer Begegnung mit dem Wesen deines ungeborenen Kindes öffnest ... Begrüße dein Kind, nehme Kontakt mit zu ihm auf ... Vielleicht fällt dir ein Name ein, den du ihm oder ihr geben willst ... ein Kosename, den du während der Schwangerschaft verwendest ... oder ein „echter Name“ ... Wer weiß, fällt dir ein Name ein ...

Wenn du deinem Kind etwas sagen willst, tu es ... Wenn du fragen hast über dein Kind, stelle sie ihm selbst ... du kannst das Kind zum Beispiel fragen, was es braucht oder was es dir in dieser Phase zu geben hat. Auch kannst du fragen, was der Kern deines Lebensauftrags ist oder was seine Aufgabe in deinem Leben oder in dem von euch beiden ist. Auf der Ebene der Seele kannst du alles austauschen, was du möchtest. Ihr seid als menschliche Wesen völlig gleichwertig ... Die Antworten können klar in Worte oder Bilder gefasst sein oder dich als starkes Gefühl erreichen. Sie können vage sein oder ausbleiben. Öffne dich dem, was da ist. Sprich, wenn du möchtest, über deine Ergriffenheit ..., deine Zweifel oder Sorgen, sofern du diese im Augenblick hast ... Teile ihm deine Freude oder was auch immer in dir umgeht... Amüsiere dich, wenn du willst, du brauchst dich an nichts zu halten ... Folge deinem Gefühl, deiner Fantasie, deinem Verlangen ... Schaue ... horche ... nehme wahr, was geschieht. Vielleicht sagt oder tut das Kind etwas als Antwort ... Vielleicht erfährst du, was das Kind dir mitteilen will, hier und jetzt ... Oder ihr beide seit ganz einfach eine Weile beisammen. Nimm dir Zeit ...

Wenn du soweit bist, nehme auf eine Art und Weise, die dir gefällt, Abschied. Du kannst vereinbaren, dass ihr euch regelmäßig trefft, so wie jetzt oder vielleicht anders ...

Kehre dann wieder zurück in deinen Körper ... Fühle, wie du auf dem Stuhl sitzt, fühle den Stuhl, fühle dein Gesäß, deine Beine, die Erde unter dir ... Atme ruhig ein und aus, und komme wieder ganz zurück ins Hier und Jetzt. Fühle deinen Körper, bewege dich etwas, strecke dich. Öffne dann die Augen und spreche – sofern du möchtest – mit deinem Partner über das, was ihr jeweils erfahren habt.

Über diese Art der Begegnung mit deinem ungeborenen Kind lässt sich noch unendlich viel sagen; zahlreiche andere Möglichkeiten bieten sich an. Ist ein solcher Kontakt einmal zustande gekommen, lässt er sich auf allerlei Arten wiederherstellen. Eine andere schöne Variante besteht darin, dass beide Partner, einander zugewandt, in der Fötushaltung liegen mit dem Baby buchstäblich zwischen sich.

Stell dir dann vor, dass ihr alle drei Kinder der Mutter Erde seid, die zusammen in ihrem Schoss liegen, und sich als einander ebenbürtige Wesen über ihr Wohlergehen unterhalten...

Du kannst aber auch ganz rasch, für einen kurzen Augenblick mit dem Kleinen Kontakt aufnehmen: Eben an ihn denken, ihm eben etwas sagen, eben zusammen tanzen ... du kannst dein Kind vorab über etwas informieren, zum Beispiel dass du dir deine Lieblingsmusik in voller Lautstärke anhören willst, weil du gerade Lust hast zu tanzen oder mitzusingen. Oder du gibst ihm ein Zeichen, wenn die

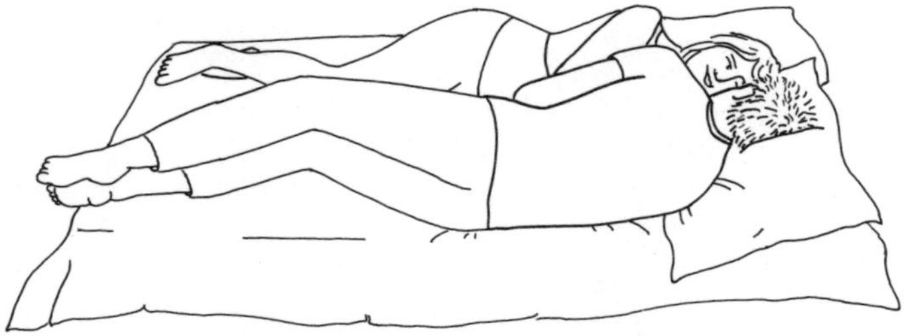

Hebamme fühlen möchte, wie es liegt. Oder du erzählst ihm, dass du ein paar Tage für deine Arbeit verreisen wirst und es nicht mitnehmen kannst, dass du dich aber melden wirst, sobald du wieder zurück bist, indem du wie immer sanft auf den Bauch seiner Mutter klopfst. Aber auch aus der Ferne kannst du dein Kind aufsuchen, denn bei dieser Art der Kommunikationen ist die räumliche Entfernung nicht entscheidend. Du kannst sogar von der anderen Seite des Ozeans her, eine innere Verbindung mit dem Wesen deines Kindes herstellen!

KAPITEL 4

Selbstbild und Seelenregungen; deine Eindrücke in Wort und Bild

Schwangerschaft ist vergleichbar mit der Schöpfungskraft, die durch das Eintauchen in die eigenen Tiefen entsteht, wobei derjenige um den es geht, sich während des Schöpfungsprozesses verändert – und etwas schafft, das aus der Seele hervorgeht und deren Kind ist.

— JEAN SHINODA BOLEN *Auf der Suche nach Avalon*

Bei vielen herrschen folgende Gedanken: Da ich Kinder kriege, muss ich doch endlich erwachsen werden, muss ich es geschafft haben, darf ich keine Probleme mit... wem oder was auch immer mehr haben. Dem liegt wahrscheinlich ein bestimmtes Bild von der guten Mutter oder dem idealen Vater zugrunde, und, oh Schreck, es bleiben einem nur noch ein paar Monate, um das alles zu schaffen ... In diesem Fall hast du, ehrlich gesagt, noch allerlei Gefühle und Verhaltensweisen, die man eher bei einem großen Kind als bei einem erwachsenen Elternteil erwartet oder erwarten mag. Wenn das nur gut geht ...

Wenn du mit Blick auf deine neue Aufgabe und Verantwortung solche Anforderungen an dich selbst stellst, setzt du dich ganz schön unter Druck. Es ist durchaus verständlich, dass du deinem Kind nur das Beste geben willst, aber dieser Hang zur Perfektion blockiert den Lebensstrom. Du bist auf deinem Weg, du lebst, du wächst, und der Wunsch nach einem Kind gehört einfach dazu. Die Entscheidung für Kinder entspringt unserem tief verwurzelten Wunsch, uns zu entfalten, uns zu vertiefen und einen entscheidenden Schritt auf unserem Lebensweg zu tun. In die Elternschaft bringt man sich selbst ein mit allem, was man zur Verfügung hat und allem, was noch der Entwicklung bedarf. Bei der Verantwortung, die man in der neuen Rolle übernimmt, geht es nicht nur um das Kind, sondern auch um einen selbst – und in gewissem Sinne auch um den Partner. Die Elternschaft ist eine Einladung, sich auf einer tieferen Ebene mit dem Leben zu verbinden.

Werte und Überzeugungen

Es kann sehr aufschlussreich sein, die Erwartungen, die du als Elternteil an dich selbst und an deinen Partner hast, in Worte zu fassen. Ich rate dir dringend, dir einmal die Zeit zu nehmen, um das Bild, das du von dir selbst hast, zu Papier zu bringen. Es kann auf jeden Fall dein persönliches Wachstum fördern, wenn du dir während der Schwangerschaft regelmäßig die Zeit nimmst, in Wort und Bild das auszudrücken, was in dir vorgeht. Dich mit deinem Partner auszutauschen, kann das noch verstärken.

Hier folgen noch einige Fragen und Ideen, die dir bei der Erforschung deiner Erwartungen und Absichten im Hinblick auf eure Elternschaft helfen können:

- Wie war deine eigene Kindheit? Hast du gute oder glückliche Erinnerungen an diese Zeit? Welche Rolle spielte deine Mutter, welche dein Vater?
- Welche wertvollen Dinge hast du von deinem Elternhaus mitbekommen?
- Was hast du von deinen Eltern nicht bekommen?
- Was willst du genauso machen wie deine Eltern es gemacht haben?
- Was wirst du bestimmt ganz anders machen?

- Was hältst du von dir selbst? (Nenne einige charakteristische Merkmale; versuche dabei liebevoll und ehrlich zu sein.)
- Welche Eigenschaften und Erfolge gehen auf dein Konto?

- Was findest du liebenswert, überzeugend, schön an dir selbst?
- Was solltest du an dir noch (weiter)entwickeln ?
- Was willst du an dir selbst ändern?
- Welche Art von Mutter bzw. Vater möchtest du sein?
- Was willst du deinem Kind mitgeben? (Nenne konkrete Beispiele; nenne Situationen aus deiner eigenen Jugend oder gib anschauliche Beispiele aus deiner heutigen Umgebung, die illustrieren, was für dich wesentliche Werte sind, die du in deine Elternschaft einbringen willst.)

- Was hältst du von dem Elternhaus deines Partners?
- Welche elterlichen Eigenschaften siehst du an deinem Partner?
- Was erwartest du von ihm als Vater, von dir als Mutter?

Vielleicht kommst du der Wahrheit ein Stückchen näher, wenn du dich in Form eines Briefes aussprichst. Die obigen Fragen dienen nur als Leitfaden. Mit den ersten Fragen über die Kindheit im Hinterkopf kannst du zum Beispiel einen Brief an deine Eltern oder je einen Brief an deinen Vater und deine Mutter schreiben. Ob deine Eltern noch leben oder nicht, oder ob du ihnen den Brief zu lesen geben wirst oder nicht, spielt dabei keine Rolle. Es geht in erster Linie darum, dass du schreibend eine Verbindung zu ihnen suchst; dann bekommst du automatisch Kontakt zu deinem Inneren. Anhand der Fragen im zweiten und dritten Absatz, wobei es um deine Meinung von dir selbst geht, kannst du eine Art Empfehlungsschreiben über dich als Elternteil verfassen. Du stellst dich dann selbst deinem werdenden Kind vor! Die letzten Fragen eignen sich vielleicht für einen Brief an deinen Partner.

Das, was du schreibend entdeckst, könnt ihr nachher miteinander besprechen. Hört einander erst gut zu, und fragt gegebenenfalls nach; erst danach ist es Zeit für gegenseitiges Feedback. Ich rate euch, Themen, die im Alltag Anlass zu Konfrontationen geben könnten, in dieser Phase weder zu kaschieren noch zum Gegenstand von Auseinandersetzungen zu machen. Raum für die Eigenheit des Partners ist eine wichtige Zutat für eine liebevolle Elternschaft!

Eine Vision

Setz dich irgendwo bequem hin und schließe deine Augen.

Lass all das, was du bei deiner Selbsterforschung entdeckt hast, noch einmal an dir vorbeiziehen. Bringe dir noch einmal in Erinnerungen, was du an dir selbst nett liebenswert, überzeugend und schön findest. Vergegenwärtige dir Situationen, in denen du diese Eigenschaften ausstrahlst; du siehst einen Menschen vor dir, der es verdient, geliebt zu werden. Stell dir dann dich selbst zusammen mit dem Kind vor; vielleicht hältst du es in den Armen, vielleicht ist es schon größer und ihr beide unternehmt etwas gemeinsam ... Stell dir eine prächtige Zukunft vor, mache dir ein Bild von dir mit deinem Kind, wie du es herbeisehnst ... Genieße ruhig eine Weile das, was du siehst, und umhülle dieses Bild mit Hingabe, Kraft und Liebe. Lass es dann ruhig weg ebben und öffne deine Augen. Wenn du möchtest, kannst du dieser Vision einen Platz in deinem Herzen geben, so dass sie immer zugänglich bleibt und dir Freude bereiten kann.

Projektionen

Bei einer, wie der hier beschriebenen Selbstanalyse geht es vor allem darum, dass du dir der Werte bewusst wirst, die du verinnerlicht hast, und dir ein Bild von den Überzeugungen machst, die auf diesen Werten beruhen. Ich möchte hier etwas zum Thema Projektionen sagen. Wir projektieren, wenn wir Emotionen von einer Situation auf die andere übertragen. Mit Projektieren ist auch gemeint, dass wir unsere eigenen Eigenschaften und Empfindlichkeiten anderen Personen zuschreiben. Projektionen gibt es immer und überall. Mir geht es hier insbesondere um die Projektion des Kindes in dir selbst, des inneren Kindes, auf die Kinder, die du zur Welt bringen oder großziehen wirst.

Zunächst ein Beispiel. Ilse hat Zweifel über den Zeitpunkt, zu dem sie sich einem zweiten Kind öffnen will. Sie weiß sehr gut, womit ihr Zögern zusammenhängt. Sie selbst war überhaupt nicht begeistert, als sie eine Schwester bekam, und fühlte sich entthront.

Sie fragt sich bereits einige Zeit, wann ihr erstes Kind so weit sein würde, einen Bruder oder eine Schwester zu bekommen. Eigentlich ist sie der Überzeugung, dass es für einen Erstling nicht angenehm ist, ein Geschwisterchen zu bekommen. Schließlich entscheidet sie sich, den Schritt zu wagen. Als sie kurz darauf schwanger ist, sitzt sie verträumt da, mit den Händen auf ihrem Bauch, in Verbindung tretend mit dem neuen Menschenwesen. Ihre zweijährige Tochter Vera nähert sich ihr, schubst ihre Hände auf die Seite und kriecht ihr auf den Schoß. Da haben wir den Salat, denkt Ilse. Vera fühlt, dass ich mit „Nummer zwei“ zugange bin, und sie greift ein! Aber Vera kriecht jeden Tag auf Ilses Schoß, das ist nichts Besonderes. Ilse projektiert also ihre Gefühle des verstoßenen Erstgeborenen auf ihre älteste Tochter. Alles, was Vera tut, sieht sie durch diese Brille und sieht so ihre Überzeugung bestätigt.

Dies ist ein gutes Beispiel für eine Projektion. Was mir bei Ilse auffiel, ist, dass sie sich wohl der Ursache ihres Zögerns hinsichtlich eines zweiten Kindes bewusst war, nämlich ihrer eigenen kindlichen Reaktion auf die Geburt ihrer Schwester, dass sie jedoch nicht sah, wie ihre Interpretation des Verhaltens ihrer Tochter, dadurch beeinflusst wurde.

Es ist ein wesentlicher Aspekt bewusster Elternschaft, immer wieder der Frage nachzugehen, ob das eigene innere Kind sich mit seinen Bedürfnissen rührt und du diese Regungen deinem Nachwuchs zuschreiben kannst oder ob du zweifelsfrei fühlst, was dein echtes Kind braucht.

Projektionen können sich auch auf ganz belanglose Dinge beziehen, und gerade in unkomplizierten Fällen äußert sich das manchmal auf humorvolle Weise. Zeugt es nun von Einfühlungsvermögen oder Projektion, wenn Olaf immer die Etiketten aus der Kleidung seines kleinen Sohnes schneidet, „weil ihm selbst diese Dinge auch immer im Wege sind“?!

Ich sprach einmal mit einer Frau, die wusste, dass das zweite Kind, das sie erwartete, wieder ein Junge sein würde. Sie erzählte mir von ihrer Enttäuschung, und auch von ihren Schuldgefühlen. Als ich sie fragte, welche Assoziationen sie zu einer Tochter habe, welche Bilder ihren Wunsch begleiten, antwortete sie, dass sie bei einer Tochter gerne alles richtig machen möchte. „Das was ich selbst nicht bekommen habe, möchte ich so gerne meiner Tochter geben", sagte sie. Auch dies ist ein treffendes Beispiel für eine Projektion. Diese Frau projektiert die Bedürfnisse ihres inneren Kindes auf die Tochter ihrer Träume. Dies begegnete mir übrigens in allen möglichen Variationen bei vielen Frauen. Wir wollen aus unseren Töchtern die Frau machen, die wir selbst nicht gewesen sind. Oder wir wollen lieber keine Tochter, weil wir Angst haben, uns selbst zu sehr in ihr widerspiegelt zu sehen.

Die Bewusstwerdung all dieser Mechanismen spielt eine kontinuierliche Rolle im Umgang mit den eigenen Kindern. Die Kinder führen dich durch ihre Anwesenheit gewissermaßen durch deine eigenen Jugenderfahrungen; sie konfrontieren einen mit den Erfahrungen, die man noch nicht integriert oder verarbeitet hat. Sich dieser Wechselwirkung bewusst zu werden, ist ein erster Schritt in Richtung auf mehr Freiheit für euch beide. Zudem ist es ein wichtiger Bestandteil bewusster Elternschaft für das eigene innere Kind zu sorgen; hiermit sollte bereits während der Schwangerschaft oder selbst davor begonnen werden. Wenn du zum Beispiel jemand bist, der sich darauf freut, mit seinem Kind Sandburgen zu bauen, ist es sicherlich eine gute Idee, einen Strandausflug zu planen und dort im Sand zu spielen. Hast du schon lange dein Herz an einen prächtigen Plüschhasen verloren, und hast du ihn sofort gekauft, als deine Regel ausblieb, rate ich dir, dieses Kuscheltier liebevoll in die Arme zu schließen und das Kind in dir selbst voll zum Zuge kommen zu lassen...

Auf „Papas" oder „Mamas" Schoss

Frage deinen Partner, ob er dich auf den Schoss nimmt und versichere Dich, dass die Intimität, die er oder sie dabei erfährt, nicht in eine sexuelle Annäherung mündet. Lass dich hätscheln wie ein Kind, kuschele dich an deinen Partner, stecke dir, wenn du willst, deinen Daumen in den Mund, und lass dich eine Zeit lang ganz in der Zeit zurückgleiten...

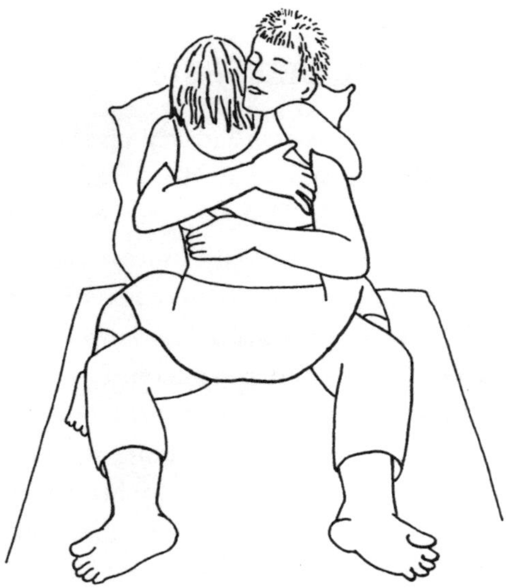

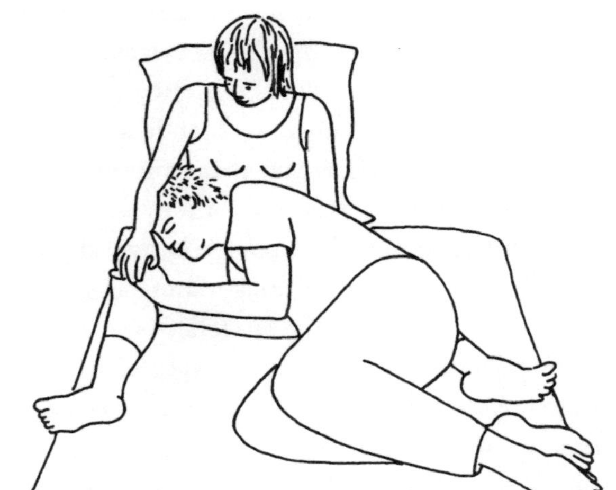

Dies ist ein besonders heilsamer und nützlicher Zeitvertreib für künftige oder beginnende Eltern. Ihr schafft euch damit selbst Raum, und auch eurem Baby.

Mandalas, Spiegel der Seele

Das Wort „Mandala“ stammt aus dem Sanskrit und bedeutet „heiliger Kreis“. In verschiedenen Kulturen dient das Mandala als Mittel zur inneren Einkehr und als Ausdrucksmittel für innere Erfahrungen. Der Kreis ist ein Symbol der Einheit, eine umfassende Form, mit der du die verschiedenen Aspekte deines Lebens oder verschiedene Seiten eines bestimmten Themas vereinen kannst. Sowohl das Anfertigen als auch das Betrachten eines – fertigen oder unfertigen – Mandalas kann eine Art Meditation sein. Der Kreis stellt eine Einladung dar, Allem in deinem Leben bzw. allen Ihren Gefühlen und Gedanken über ein bestimmtes Thema, in diesem Fall deiner Schwangerschaft, einen Platz zu geben. Meine Erfahrung lehrt mich, dass eine bestimmte Ruhe einkehrt, wenn man dasjenige vereint, was als unterschiedlich und widersprüchlich erfahren werden kann. Es ist eine Aufforderung, nichts zu verurteilen, zu negieren oder auszuschließen. Der Kreis umfasst alles!

Das Einzige, was feststeht bei einem Mandala, ist die Kreisform. Ein Kreis mit einem Durchmesser von etwa fünfundvierzig Zentimetern ist ein für diese Arbeit günstiges Format. Du kannst ein Mandala malen, zeichnen oder bekleben; auch kannst du verschiedene Techniken kombinieren. Hier sind freie Mandalas gemeint. Es gibt auch vorgezeichnete Mandalas, die ausgemalt werden können; die sind hier nicht gemeint. Bei einem Schwangerschaftsmandala geht es darum, dass man selbst seinen Gefühlen, Gedanken, Erwartungen oder was auch immer Ausdruck verleiht. Das Sticken eines Mandalas zählt auch zu den Möglichkeiten. Da dies sehr viel Zeit erfordert, kannst du dir die gesamte Schwangerschaft – und vielleicht auch das erste Jahr danach – zeit nehmen.

Wenn es dir gefällt, kannst du auch ein Mandala in Form einer Collage machen. Nimm dir dann erst Zeit, Material zu sammeln: Fotos, Abbildungen, Texte und Ähnliches aus deinem persönlichen Archiv oder aus Zeitschriften.

Ideen für Schwangerschaftsmandalas

Hier findest du vier verschiedene Beispiele mit ein paar Hinweisen und Kommentaren.

1. Teile den Kreis in vier gleiche Teile – mit geraden Linien oder Wellenlinien – und bringe die folgenden vier Themen zum Ausdruck:

- Eure Beziehung als Paar; beschreibe mit Bildern, Farben und Formen, wie du eure Partnerschaft als Nährboden für euer Kind siehst.
- Beschreibe die Atmosphäre des Zeitpunkts der Zeugung, bzw. deine Stimmung, als du erfuhrt, dass euer Kind in die irdische Welt eingetaucht ist.
- Gib ein Stimmungsbild des Augenblicks, in dem du dieses Mandala machst.
- Beschreibe deine Wünsche und Erwartungen für die Zeit, die vor dir liegt.

2. Teile den Kreis in zwei Hälften, und halte einen kleinen Kreis in der Mitte frei. In die Mitte kommt euer Kind, an beiden Seiten kommt ihr als Vater und Mutter. Jeder von euch kann auf seiner eigenen Hälfte mit Zeichnungen, Abbildungen oder schriftlich das ausdrücken, womit er dem Kind zur Seite stehen will.

3. Der indianischen Tradition zufolge haben alle Windrichtungen ihre eigene spirituelle Kraft. Der Süden hat mit Vertrauen, Unschuld und dem inneren Kind zu tun, der Westen mit Selbstreflexion und Selbsterforschung, der Norden mit Weisheit und Dankbarkeit, der Osten mit Klarheit und Erleuchtung. So kannst du deine Assoziationen verteilen. Zum Beispiel:

- Bringe im Süden deine Herzenswünsche und Träume zum Ausdruck.
- Gebe im Westen deinen Unsicherheiten, Ängsten und Zweifeln Raum.
- Im Norden des Kreises kannst du darstellen, welche Qualitäten du an dir selbst wahrnimmst, wo deine Kraft liegt.

- Im Osten kannst du deiner Offenheit gegenüber der Zukunft und der Akzeptanz deines einzigartigen Lebenswegs Platz einräumen.

Zuvor kannst du dich selbst in der Mitte deines Schwangerschaftsmandalas zeichnen oder ein Foto aufkleben.

4. Teile das Mandala in mehrere immer kleiner werdende Kreise. Im Zentrum stellst du die eine oder andere Art dein Ungeborenes dar. Die Ringe, die darum herum entstanden sind, bieten Platz für Darstellungen der Umhüllung, des Schutzes oder der Einbettung dieses neuen Lebens. Du kannst den ersten Kreis für mütterliche Eigenschaften und Gaben, den zweiten Kreis für väterliche Qualitäten reservieren. In der dritten Umhüllung kannst du zum Ausdruck bringen, welches Zuhause ihr dem Kind bieten wollt. Welche Elemente sind für euch beide dabei am wichtigsten? Woraus bestehen diese Elemente im Einzelnen? Fülle dann einen Kreis mit Beiträgen aus dem Kreis eurer Verwandtschaft und eurer Freunde, die ihr um euch hin wisst. Dann kommt die soziale und kulturelle Schicht; dort könnt ihr zum Beispiel die Essenz der Arbeit, die ihr beide verrichtet oder anstrebt, wiedergeben. Die spirituelle Dimension kann im äußersten Kreis dargestellt werden.

Natürlich fließen alle Schichten teils ineinander über, und auch das kannst du in einem Mandala darstellen. Ein Mandala kann aus einer Reihe kleiner Felder bestehen (wenn du zum Beispiel das erste und vierte Modell kombinierst), es kann aber auch ein zentrales Bild enthalten. Um dieses zentrale Bild herum kannst du zum Beispiel zur Dekoration einige Teilaspekte wiedergeben.

Selbstverständlich steht es dir frei, mit diesen Vorschlägen zu improvisieren und auszuwählen, was dich am meisten anspricht, dein eigenes Konzept zu entwickeln. Natürlich kann man Mandalas sowohl alleine als auch zu zweit machen. Gemeinsam an einem Mandala zu arbeiten ist eine sehr schöne Art des Austauschens, Teilens und Loslassens ...

Eine Reihe Mandalas, mit denen ihr – sei es gemeinsam oder

alleine – aufzeichnet, was ihr so in den verschiedenen Phasen des „Geburtsprozesses“ (im weitesten Sinne des Wortes) durchmacht, kann ein wirksames Mittel zur persönlichen Vertiefung und ein prächtiges Zeitdokument darstellen.

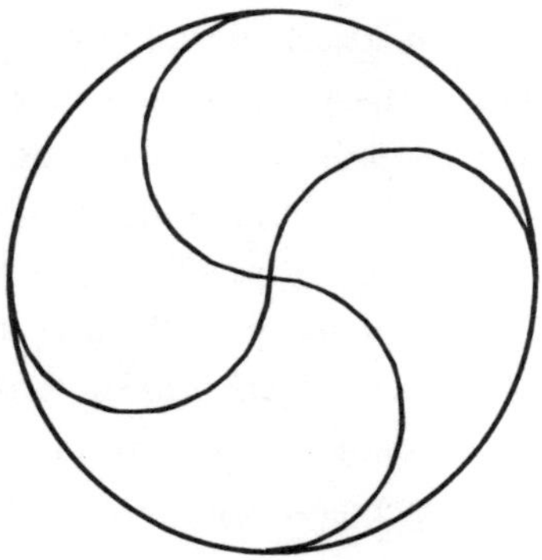

1

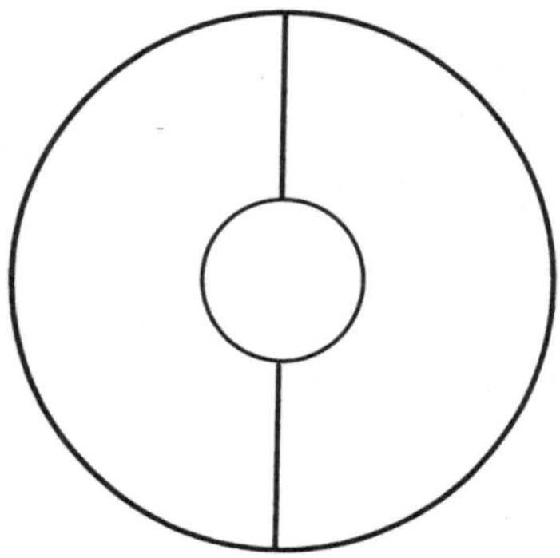

2

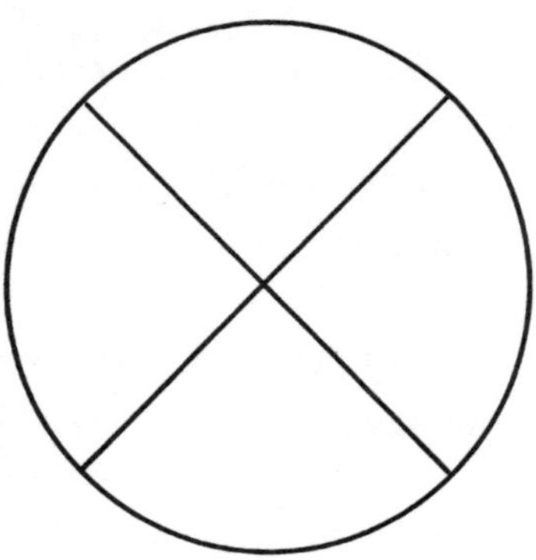

3

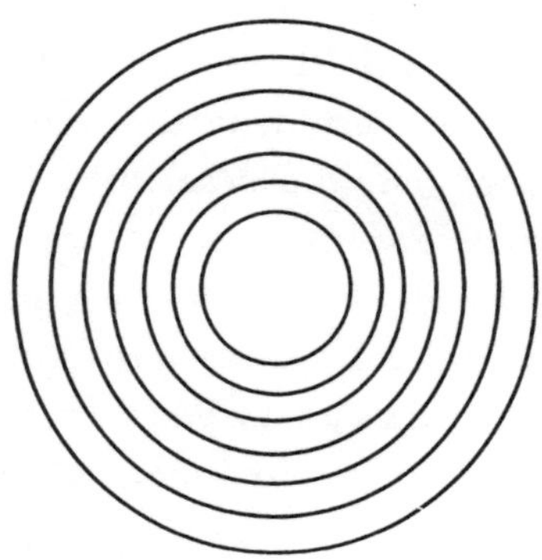

4

Symbolkarten zurate ziehen

Tarotkarten sind den Meisten wohl bekannt. Es sind die ältesten und bekanntesten Symbolkarten, die es gibt. Sogar das normale Kartenspiel ist davon abgeleitet. Inzwischen sind viele Arten von Symbolkarten erhältlich, oft Stück für Stück wunderbare Kunstwerke. Ich persönlich finde das Ziehen einer Karte in hektischen und unsicheren Zeiten ein gutes Mittel, mich auf eine Frage oder ein Thema zu konzentrieren und dann ein übersichtliches Stück Weisheit in den Schoß gelegt zu bekommen, womit ich dann eine Verbindung zu meiner eigenen Situation herstellen kann. Die Symbole sprechen manchmal für sich, aber meistens ziehe ich das dazugehörige Buch zurate. Ich betrachte das Ziehen beispielsweise einer *Mother Earth Card* oder einer *Inner Child Card* nicht als Hokuspokus, sondern als einen Augenblick der Besinnung, wobei sich der eigene Blick weitet, indem man sich auf ein kompaktes Stück Lebensweisheit konzentriert.

Du kannst auch die x-beliebige Seite eines Buchs aufschlagen, in dem du früher bereits Weisheit angetroffen hast. Mal wird sich deine spielerische Seite angesprochen fühlen, mal deine Fähigkeit, dich dem Schicksal anzuvertrauen. Vielleicht wirst du an die Notwendigkeit erinnert, deine Grenzen zu ziehen oder du bekommst den Rat, mehr Zeit für dich selbst zu reservieren. Das Spezielle an Karten, die du besonders magst, ist, dass sie Bilder enthalten, die dich Stunden, Tage oder Wochen danach mit einem Blick an die Bedeutung erinnern, die die Karte hatte, als du sie gezogen hast. Gute Texte erinnern einen an die Weisheit, über die man selbst verfügt und an all das, worum es im Leben wirklich geht.

KAPITEL 5

Mit dem Bauch tanzen, das Baby wiegen

Die Zustimmung, leidenschaftlich zu tanzen, für immer zu tanzen holte mich mit einem Schock aus meiner unbewussten Trägheit und wohlbedachten Nachahmung und brachte mich auf den Weg zum intuitiven Tanz meiner Seele.
— Gabrielle Roth *Leben ist Bewegung*

In diesem Kapitel steht der Körperkontakt zwischen den Eltern und ihrem ungeborenen Kind im Mittelpunkt. Hier wird im Einzelnen beschrieben, wie ihr über eure Körper und über eure Hände mit dem Kind kommunizieren, euch bewegen, und mit dem Kind im Bauch spielen könnt.

Tanzen ist sich gefühlvoll bewegen. Tanzend kannst du die Energie in deinem Körper strömen lassen und den Wandel deines Körpers ehren. Tanzen ist eine besondere Art, die körperliche Seite deiner Schwangerschaft zu feiern. Der Bauchtanz ist ursprünglich ein Paarungstanz. In verschiedenen Kulturen lernen junge Frauen ihr Becken sowohl fließend als auch rhythmisch zu bewegen; diese Bewegungen bringen sie in Kontakt mit ihrer weiblichen, sexuellen Kraft. In den hier folgenden Tanzanweisungen beschreibe ich die Grundlagen des Bauchtanzes. Natürlich stehen dir hier wieder zahllose Variationen offen – sofern wenn nur dein Bauch, dein Becken und dein Baby im Mittelpunkt stehen. Abgesehen vom Bauchtanzen ist es auch möglich, mit dem ungeborenen Baby zu tanzen, wobei du dir vorstellst, dass du das Baby in den Armen hältst. Mit diesem Bild vor Augen lässt du dich einfach von der Musik leiten. Oder du stellst dir vor, dass du die Händchen deines Kindes festhältst und gemeinsam mit ihm eine Runde tanzt. Diese freien Formen des Tanzes mit dem Baby können – sowohl für Frauen als auch für Männer – ein herrliches Erlebnis sein. Als Mann kannst du auch mehr körperlich präsent sein, indem du Kontakt mit dem Bauch deiner Frau suchst, in dem das Baby zuhause ist. Ihr tanzt dann zusammen als Paar mit eurem Kind. Hierzu gleich einige spezielle Übungsvorschläge. Was auf jeden Fall für Männer und Frauen gleichermaßen gilt, ist, dass man durch die Konzentration auf das Becken mit seinem Gefühlsstrom, seiner Lebenslust, und seiner sanften Kraft in Berührung kommt. Die Hinweise, die gleich unter dem Titel „Bauchtanz“ folgen, gelten daher gleichermaßen für beide Partner.

Sie sind auch auf der CD zusammen mit der passenden Musik zu finden. Natürlich kannst du auch deine eigene Musik für den Tanz mit deinem Bauch, eurem Baby und deinem Partner auswählen. Oder du entscheidest dich spontan zum Tanz, wenn du Musik hörst, die du als einladend empfindest.

Bauchtanz

(Nummer 8 auf der CD)

Wähle eine langsame, fließende Melodie. Nimm die Basishaltung „Stehen in der eigenen Kraft“ (siehe Beilage) ein, und gehe mit deiner Aufmerksamkeit in die Bauchgegend. Atme ruhig in deinem eigenen Tempo und fühle deinen ganzen Bauch, deinen Beckenboden und deine Lendengegend. Atme dorthin und wende dich ihr zu ... Stell dir vor, dass dein Becken eine Schale ist... Lege behutsam eine goldene Kugel in diese Schale... Sie liegt zunächst still in der Mitte. Mache nun kleine drehende Bewegungen mit deinem Becken, sodass die Kugel langsam zu rollen beginnt. Lass sie unten in der Schale herumdrehen, linksherum, rechtsherum ... Mache nun deine Bewegungen grösser, lass die Kugel große Kreise entlang der Wand dieser imaginären Beckenschale ziehen. Lass die Kugel in einem ruhigen Tempo einmal von vorne nach hinten rollen und wieder zurück ... Lass sie bis an den äußersten Rand der Schale rollen. Du kannst die Kugel auch schütteln

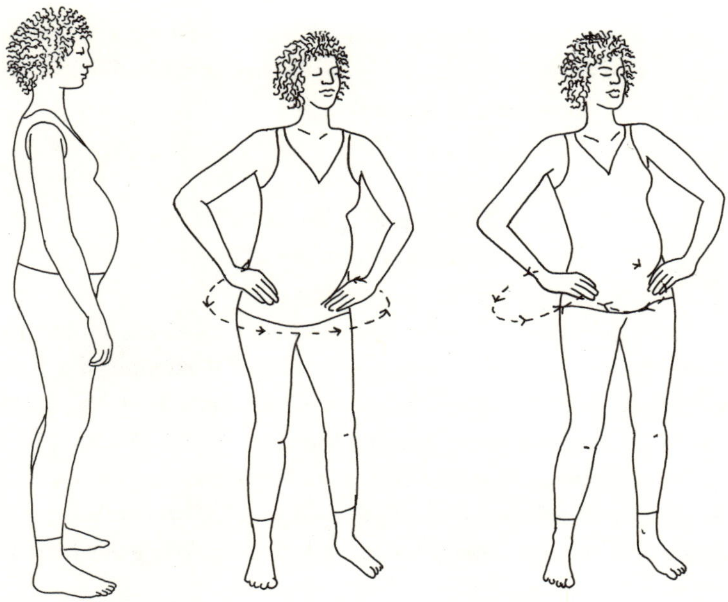

... entspannt, spielerisch. Spiele mit allen Möglichkeiten. Probiere auch Schleifen zu machen: eine Acht ... Achte auf geschmeidige, fließende Bewegungen und wechsle mal ab und an das Tempo. Experimentiere ein bisschen, und finde heraus, was dir angenehm ist. Und atme vor allem immer ruhig weiter. Pass dein Bewegungstempo an, so dass du auf deine Atmung achten kannst ... fließend, entspannt.

Dies ist die Basis des Bauchtanzes. Und der Rest deines Körpers? Lasse ihn sich mitbewegen, der Bewegung deines Beckens folgen. Wenn du deine Arme ausstreckst oder an beiden Seiten des Kopfes hochhältst, wird dein Oberkörper aufgefordert sich mit zu bewegen – winkend, mit zierlichen Handbewegungen. Fließende Linien von den Füßen bis zum Scheitel, winden sich wie eine Schlange. Deine Füße können auf ihrem Platz bleiben, sich durch den Raum bewegen ist auch in Ordnung, sofern die Bewegungen aus dem Kontakt mit deinem Bauch hervorgehen. Du wirst staunen, wie geschmeidig und beweglich du bis zum Ende der Schwangerschaft bleibst, wenn du so tanzt!

Tipp: du kannst auch tanzen, um die Wehen willkommen zu heißen, wenn es so weit ist! Auch kann es angenehm sein, die Wehen aufzufangen, wenn sie einmal eingesetzt haben.

Mit deinem Baby tanzen

(Nummer 9 auf der CD)

Stehe fest auf beiden Beinen und gehe die Hinweise aus „In Ihrer Kraft stehen" noch einmal durch. Lege dann in deiner Vorstellung das Kind in die Mitte der Schüssel deines Beckens. Lade es zum Tanzen ein; sage ihm, dass du dich nun zusammen mit ihm bewegen wirst ... Das Kind liegt in deinem Zentrum ... Bewege dich fließend, um das Kind herum, Kreise oder Halbkreise ziehend ... Stell dir vor, dass du dich wie ein Reifen um ihn oder sie herumdrehst, linksherum ... rechtsherum. Wiege das Kind dann

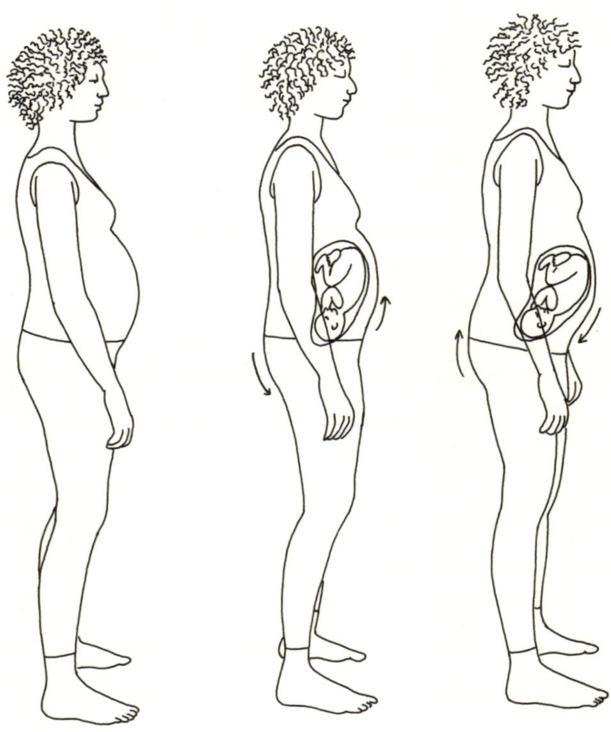

in deinem Becken hin und her, von links nach rechts ... oder schüttle es spielerisch ... Lege es einmal ans Rückgrat, hinten in dein Becken ... Lege es an die Bauchwand, weit nach vorne ... Experimentiere ein bisschen, streichle dein Kind durch deine Bewegungen ... lasse deinen Körper wie einen strömenden Fluss an ihm vorbeigleiten ... und genieße es. Sanft wie ein Bach schlängelst du dich um dein Baby: träumerisch, genussvoll, umsorgend ... Finde deine eigenen Formen, entdecke dein eigenes Spiel.

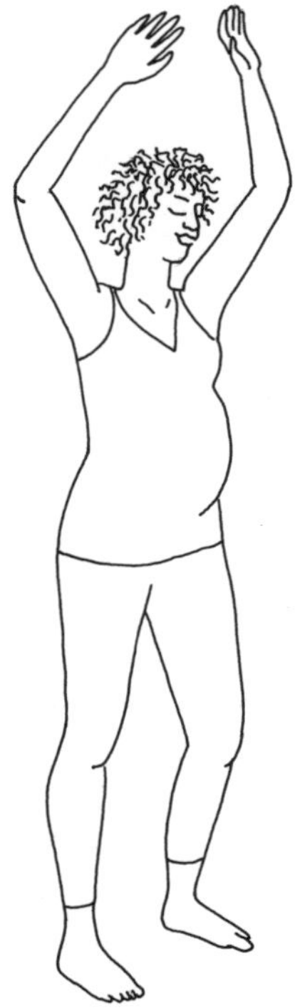

Lass deine Arme, deine Hände und deinen Oberkörper mitmachen. Und nimm dein Kind mit durchs Zimmer. Lasse deine Verlegenheit zu ... oder was auch immer du fühlst. Widme deine Gefühle dem Kind ... sprich zu ihm, singe... und setze deine Bewegungen fort. Tanzt beide gemeinsam euren Tanz. Tanzen ist dem Fluss der Dinge folgen, tanzen weckt die Lebenslust, tanzen erleichtert Veränderungen. Feiert es gemeinsam: maßvoll oder überschwänglich, traurig oder fröhlich, alleine oder mit deinem Partner.

Komm schließlich mit der Musik zur Ruhe. Leg dich oder setze dich gemütlich hin.

Wie man als „schwangerer" Mann mit dem Baby tanzt

(Fortsetzung von Nummer 9 auf der CD)

Stell dir vor, dass du als Mann euer Kind in deinem Bauch trägst, dass du euer Kind in die Beckenschüssel legst ... (siehe oben). Unvorstellbar? Das ist es auch für viele Frauen! Zu wissen, dass ein Kind im Bauch ist, ist noch etwas ganz anderes als es tatsächlich mitzuerleben. Wenn eine künftige Mutter Bewegungen in ihrem Bauch fühlt, hat sie damit noch nicht automatisch Kontakt mit ihrem Kind ... Kurz gesagt, auch Frauen benötigen ihr

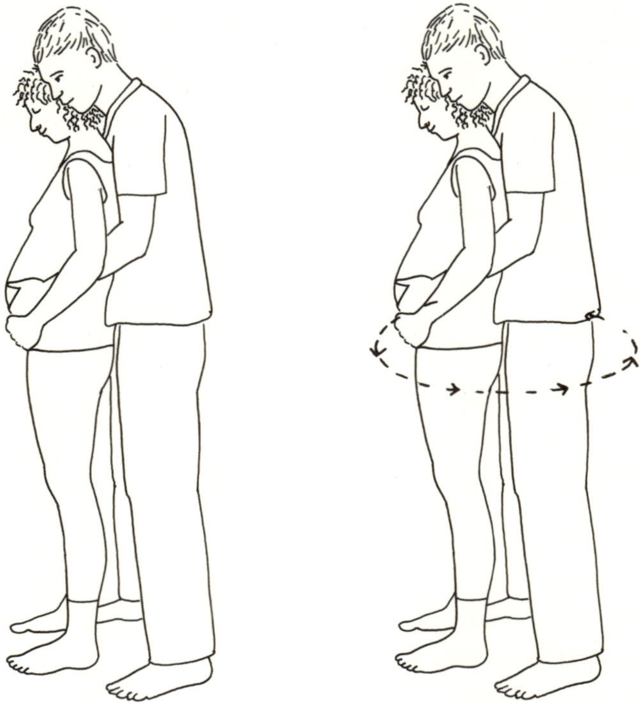

Vorstellungsvermögen und ihren Willen, um sich auf das Kind einzustellen. Versuche du's jetzt auch mal!?

Du kannst auch mit dem Kind und seiner Mutter tanzen, indem du dich mit fließenden Bewegungen um beide drehst und die beiden mit diesen umhüllst. Das gibt mehr Freiheit, mehr Raum, und ermöglicht den Blickkontakt zu deiner Partnerin – eine andere Erfahrung. Diesen „Paartanz" könnt ihr einander oder dem Kind widmen und die „Dreieinheit" dadurch ehren.

Eine weitere Möglichkeit ist diese: Du stehst ganz nahe hinter deiner Frau und legst die Hände auf ihren Bauch; deine Hände können dabei auf ihren Händen ruhen. Gemeinsam bildet ihr dann – mit beiden Becken, Bäuchen, Armen und Händen – einen großen Schoß. Du kannst dabei ihren Bauch etwas anheben. Dein Kind kann sich dann in deine Arme schmiegen. Oft sind die Bewegungen des Babys fühlbar, wenn man den schwangeren Bauch auf diese Weise unterstützt.

Vielleicht möchtest du deine Erfahrungen beim Tanzen mit eurem Kind in Worte fassen, vielleicht in Form eines Gedichts. Auch kannst du deine Bewegungen und deine Bewegtheit in ein Bild umsetzen und sichtbar machen. Musik hören kann ebenfalls ein guter Abschluss sein. Geeignet hierfür ist zum Beispiel die CD *Universal Mother* von Sinéad O'Connor. Den Text einer der Nummern, und zwar des Liedes „My darling child" findet ihr am Ende dieses Kapitels.

Dein Körper als Schaukelwiege

Du kannst auch still und andächtig Kontakt zu eurem Kind aufnehmen. Du kannst dein Kind aufsuchen, indem du deine Hände auf den Bauch legst. Reagiert das Kind auf die Berührung, indem es sich gewissermaßen an deine Hände schmiegt, dagegen strampelt oder schlägt, kann ein Begegnungsspiel zwischen euch beiden und dem Baby zustande kommen. Haptonomie ist eine Methode, mit deren Hilfe der körperliche Kontakt zwischen den künftigen Eltern und dem Kind verstärkt werden kann.

Eine gute Übung für beide Partner ist die Schaukelwiege. Man wiegt dabei das ungeborene Kind, wird aber selbst auch vom Partner gewiegt. Ich rate Paaren, diese Übung auch umgekehrt zu machen: Der Mann legt sich hin und die Frau begleitet die Entspannung seiner Lendenwirbelgegend und seines Beckens und wiegt schließlich den Leib des künftigen Vaters. Es ist eine herrliche, umsorgende Übung, bei der auch das Kind auf seine Kosten kommt. Geeignet für Frauen und Männer mit oder ohne Rückenschmerzen ...

Bei der folgenden Übung legt sich die schwangere Frau hin und ihr Partner begleitet die Übung.

Entspanne dein Becken...

Die Frau: Lege dich bequem auf eine Unterlage, die weder hart noch weich ist. Eine solide Matratze oder eine Isomatte ist hierfür geeignet. Lass dir Zeit, um dich auf dem Liegeplatz heimisch zu fühlen. Ziehe die Knie an, setze deine Füße in schulterbreitem Abstand kräftig auf die Matratze. Schließe deine Augen und entspanne dich.
Der Partner: Setze dich in Hüfthöhe deiner Partnerin auf die Knie. (Klemme ein Kissen zwischen Sitzfläche und Unterschenkel, wenn deine Beine sich verspannen.)

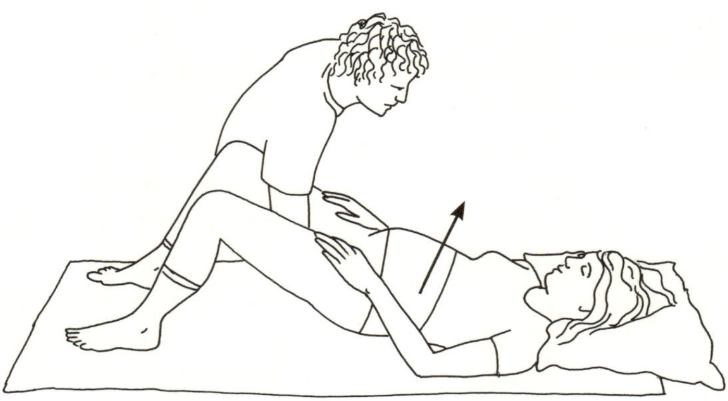

Frage sie, ob sie bereit ist, ihr Becken anzuheben. Schiebe dann deine Hand – mit der Handfläche nach oben – soweit unter ihr Gesäß, dass deine Handballen sich unter dem Kreuzbein befinden. Deine Fingerspitzen berühren den oberen Beckenrand. Sie soll sich nun auf deine Hand absinken lassen. Richte es so ein, dass deine Hand in der Mitte bleibt und sich an die Form ihres Kreuzes anpasst, das du jetzt trägst.

Die Frau: Lasse dich bei jeder Ausatmung stärker auf seiner Hand nieder. Lasse das ganze Gewicht deines Beckens auf seiner Hand ruhen, die durch den etwas nachgebenden Untergrund gestützt wird. Stell dir vor, dass dein Kreuz eine puddingartige Konsistenz bekommt, und stülpe dich gewissermaßen ganz auf seine Hand. Nimm dir Zeit, dein Becken ganz zu entspannen, fühle, wie breit und geräumig es jetzt wird.

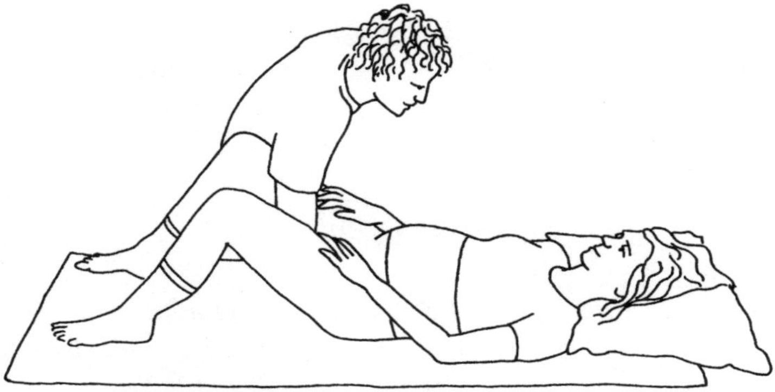

Der Partner: Wenn du ihren Schoss mit dem Baby eine Zeit lang so getragen hast, kannst du ein paar kleine Wiegebewegungen machen, indem du deine Hand von links nach rechts – hin und her – kippst. So kannst du ihr Becken sanft wiegen. (Mitunter gelingt das in dieser Haltung nicht; du kannst dennoch mit der Übung fortfahren.)

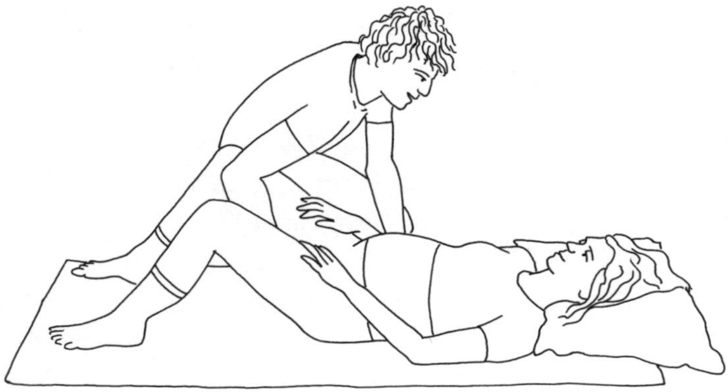

Dann sage ihr, dass du deine Hand langsam wegholen wirst. Ermutige sie die ganze Zeit mit ihrem ganzen Gewicht auf deiner Hand ruhen zu bleiben. Hebe dann ihr Becken ein Stückchen an, und bei jeder Ausatmung ziehst du nun deine Hand ein bisschen mehr unter ihrem Becken weg. Dabei kippst

du ihr Becken nach und nach so, dass der Hohlraum in ihrem Kreuz, dort, wo sich deine Hand befand, so flach wie möglich auf der Matratze liegt. Du kannst deine Hand eine Weile liebevoll dort ruhen lassen, wo ihr Kind bald diese Welt betreten wird.

... und wiegen!

Die Frau: du liegst jetzt ganz entspannt auf deinem Rücken, deine Knie angezogen und deine Füße fest auf der Matratze. Möglicherweise hast du deine Beine in einer entspannten Haltung zur Seite fallen lassen. Schließe deine Augen und gönne dir die Zeit, in Kontakt mit deinem Becken zu kommen. Fühle, wie breit und geräumig es geworden ist. Richte nun deine Aufmerksamkeit auf dein Kleines. Fühle, wie du dein Kind von allen Seiten mit deinem Körper umhüllst. Begrüße es, stimme dich auf das Kind ab ...

Der Partner: du sitzt ganz in der Nähe. Stimme dich – ohne sie zu berühren – auf dein Kind ein. Stelle innerlich Kontakt her.

Die Frau: Lasse nun deine Knie zur Seite fallen, wobei sich die Fußsohlen berühren. Entspanne dabei deine Leisten soweit wie möglich. (Wenn du auf der Innenseite deiner Schenkel Schmerzen fühlst, lege dir Kissen unter die Knie. Bei dieser Übung darf ein leichtes Ziehen, jedoch keine schmerzhafte Spannung in der Schambein- und Leistengegend sowie in den Schenkeln fühlbar sein. Das würde sich ungünstig auswirken.)

Der Partner: Knie dich so vor sie hin, dass dein Gesäß auf deinen Fersen ruht, wenn du möchtest mit einem Kissen dazwischen, und so, dass deine Knie das Gesäß deiner Partnerin berühren, und ihre Füße auf deinem Schoss ruhen. Lege dann deine Hände um die Außenseite ihrer Knie, um sie etwas zu stützen.
Schaut euch dann in die Augen, und betrachtet den Bauch mit eurem Baby, das nun zwischen euch liegt, umhüllt von euren Körpern, in einem großen Schoss, einer lebenden Wiege...

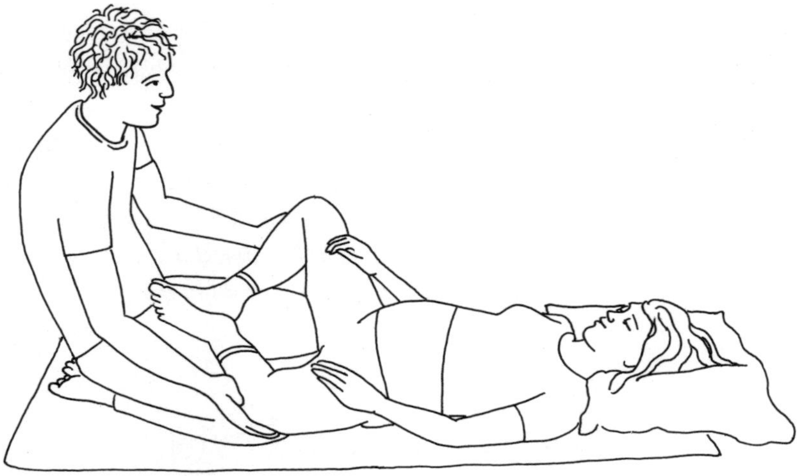

Berühre die Außenseite beider Knie mit ein oder zwei Fingern, und fangt an euch zu wiegen, indem ihr beide Beine abwechselnd sanft in die Höhe schiebt. Es soll eine leichte Bewegung, wie die eines Jongleurs sein, der abwechselnd zwei Bälle hochwirft. Ihre Beine bewegen sich nicht aus dem Becken heraus. Becken, Bauch und Brüste wiegen als Ganzes mit der Beinbewegung mit, die du bei ihren Knien einsetzen lässt.

Die Frau: Lass dich entspannt mit deinem Kind wiegen und genieße es!

Du kannst dieses Wiegen mit gemeinsamem Singen oder Summen einer Melodie für das Kind einhergehen lassen. Auch kannst du mit ihm sprechen. Ich hörte einmal von einem Paar, dass sie sich während des Wiegens so miteinander und mit dem Baby verbunden fühlten, dass der Name, den das Kind erhalten sollte, ganz von selbst vor ihnen auftauchte. So kam es sanft wiegend, fast automatisch zu einer Entscheidung.

Achtsame Hände

Eine Berührung des Babys im Bauch kann ein schöner Abschluss dieser Übung sein. Auch zwischen durch ist dafür natürlich immer Gelegenheit. Berührungen mit liebevollen, achtsamen Händen. Passe die Form deiner Hände – leicht gekrümmt – dem Bauch an. Umfasse dein Kind mit deinen Händen, lade es ein, sich in deine Hände zu legen. Nicht zwingend und drängend, sondern liebevoll und schützend. Die Botschaft deiner Hände lautet dann etwa: Hier bin ich, mein Kind, kommst du zu mir?

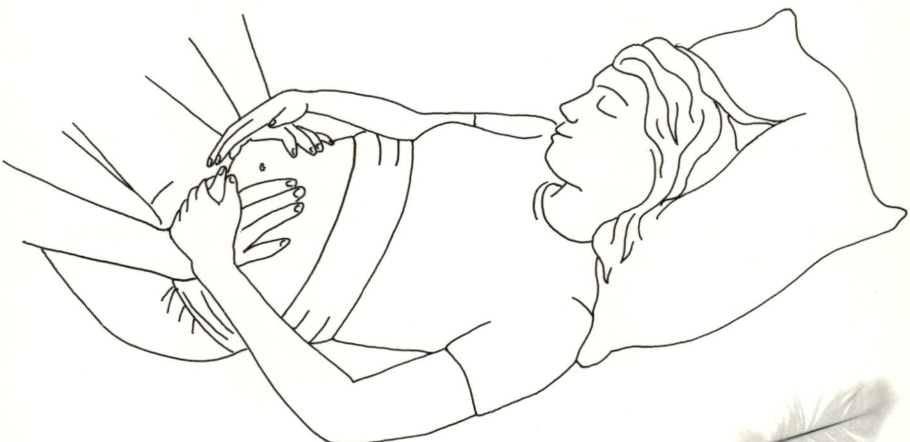

My darling child

my darling child
my darling baby
my darling child
you gave life to me
my darling child
my darling baby
my darling child
you came and saved me
my darling child
my darling baby
my darling child
God gave you to me
me little ninja
me little dancer
me little streetfighter
me little chancer
me lovely boy
me lovely baby
my pride and joy
me little puppy
me little wolf
me little lamby
my favourite boy
my angel baby
me love me boy
me love me baby
my pride and joy
me little puppy

—SINÉAD O'CONNOR *Universal Mother*

KAPITEL 6

Wenn alles nur gut geht. . .; mit Ängsten und Spannungen umgehen

Let it go, let it out
Let it all unravel
Let it free and it can be
A path on which to travel
— Michael Leuning

Erwartet ihr ein Kind, ist es völlig normal, euch hin und wieder unsicher und ängstlich zu fühlen. Für die meisten Eltern ist die Angst, dem Kind könnte etwas fehlen, wohl die größte. Auch die Befürchtung, eine sehr lange oder schmerzhafte Geburt nicht zu überstehen, ist eine solche typische Urangst, die mit dem Hervorbringen neuen Lebens einherzugehen scheint. Angst verdient einen Platz neben all den anderen Gefühlen, und die Kunst besteht darin, auf eine gesunde und bewusste Art mit diesen natürlichen Ängsten umzugehen. Versuchst du Angstgefühle zu unterdrücken, können diese ungeahnt groteske Formen annehmen, und du machst dich selbst unnötig einsam. Es kann sehr aufschlussreich und sogar bereichernd sein, wenn beide Partner sich fragen, wie sie einer Situation, in der „etwas mit dem Kind nicht stimmt", gegenüberstehen würden. Es handelt sich hier um ein Thema, das dir und deinem Partner tiefen Einblick in eure persönliche Haltung gegenüber dem Leben geben kann.

Als Anja die Hebamme für einen ersten Termin anrief, wurde sie sogleich mit einer Frage überrascht, die sie sich noch keinen Moment lang gestellt hatte: „Haben Sie schon über einen Kombinationstest nachgedacht?“ Anja wollte nämlich einen Termin nach dem Urlaub, das fanden sie und Andre ausreichend. Sie wollten für drei Wochen verreisen. Aber wenn Anja erst in vier Wochen kommen würde, so die Hebamme, wäre die Zeit sehr knapp für eine Nackentransparenz-Messung in Kombination mit einem Serumtest. Diese Untersuchungen müssen nämlich zwischen der neunten und vierzehnten Schwangerschaftswoche durchgeführt werden...

Von einem Tag auf den anderen befanden sich Anja und Andre in einem Dilemma: „Was nun? Angenommen, die Risikowahrscheinlichkeit liegt über dem Durchschnitt, was tun wir dann? Machen wir dann endlos so weiter? Wenn man ja zum Kombinationstest sagt, stimmt man eigentlich auch einer eventuellen Fruchtwasseruntersuchung zu!? Wollen wir das?“

Welch schwere Kost zu Beginn einer Schwangerschaft, die sie so frohgemut und unbefangen begonnen waren! Ist uns ein Kind mit Down-Syndrom willkommen, fragten sie sich. Anja hatte eine Zeit lang mit geistig Behinderten gearbeitet und wusste aus Erfahrung, dass es viel schlimmere Defekte gibt. Sie war sich schnell im Klaren. Andre brauchte etwas mehr Zeit. Der Wunsch nach einem Kind hatte ihm in den vergangenen Monaten ein sehr gutes Gefühl gegeben, ein Gefühl der bedingungslosen Akzeptanz. Nun ging es auf einmal um Risikobegrenzung. Einige Tage lang befanden sie sich in einer angespannten Lage. Als sie zu dem Schluss kamen, dass ein Down-Syndrom für sie kein Grund für einen Schwangerschaftsabbruch wäre, waren sie sich einig. „Wenn wir uns darüber schon im Klaren sind, ziehen wir uns diesen Schuh nicht an, warum sollten wir uns also mit irgendwelchen Wahrscheinlichkeitsrechnungen und unangenehmen Untersuchungen herumschlagen?“ Anja und Andre besannen sich auf ihre offene Haltung von vor einem halben Jahr: „Wir wollen ein Kind“, darum ging es ihnen. „Diesem Wunsch wollen wir keinen Abbruch tun, indem wir uns einem Test unterwerfen“, beschlossen sie. Seither haben sie nicht mehr darüber gesprochen. Das Kind ist willkommen. Ob sie später in der zwanzigsten Woche eine Ultraschalluntersuchung durchführen lassen wollen, halten sie sich noch offen. „Was das angeht, halte ich den wissenschaftlichen Fortschritt für wenig segensreich“, fügt Anja hinzu. „Wir wissen einfach zu viel. Früher kriegte man einfach ein Kind, und man wartete ab, ob es ein Junge oder ein Mädchen sein würde. Mit all den Screenings heute scheint eine Schwangerschaft völlig kontrollierbar, obwohl das nur zu einem geringen Teil der Fall ist. Und ob uns dieser Kontrollzwang letztlich nutzt ... ich bezweifle es.“

Es würde hier zu weit führen, auf den besonderen Auftrag, der sich aus der Geburt eines behinderten Kindes ergibt, ausführlich einzugehen. Um den gangbaren Normalitätsanforderungen eine andere, seelenvolle Betrachtungsweise gegenüberzustellen, beschränke ich mich darauf, ein Gedicht zu zitieren, das unseren sogenannten „besonderen“ Kindern gewidmet ist. (Obwohl *alle* Kinder im Grunde „ganz besonders“ und ein „Geschenk des Himmels“ sind...)

Help heaven's very special children

A meeting was held quite far from earth.
'It's time again for another birth,'
said the angels to the Lord above.
'This special child will need much love.

His progress may seem very slow.
Accomplishment he may not show.
And he'll require extra care
from the folks he meets down there.

He may not run or laugh or play.
His thoughts may seem quite far away.
In many ways he won't adapt
and he'll be known as handicapped.

So let's be careful where he's sent.
We want his life to be content.
Please Lord, find the parents who
will do a special job for You.

They will not realize right away
the leading role they're asked to play.
But with this child sent from above
comes stronger faith and richer love.

And soon they'll know the privilege given
in caring for the gift from Heaven.
Their precious charge, so meek and mild
is Heaven's Very Special Child.'

Hilf den ganz besonderen Himmelskindern

Fernab der Erde fand ein Treffen statt.
„Es ist Zeit für eine neue Geburt“,
sagten die Engel zum Herrn da oben.
„Dieses besondere Kind wird viel Liebe brauchen.“

Seine Fortschritte mögen sehr langsam erscheinen.
Vervollkommnung wird sich nicht einstellen.
Und es wird mehr Zuwendung brauchen
von denen, auf die es da unten treffen wird.

Vielleicht läuft, lacht oder spielt es nicht.
Seine Gedanken mögen weit weg erscheinen.
In vielem vielerlei Hinsicht wird es sich nicht anpassen
und als behindert gelten.

So lasst uns aufpassen, zu wem es kommt geschickt wird.
Wir gönnen ihm ein gutes zufriedenes Leben.
Bitte Herr, finde die Eltern,
die eine besondere Aufgabe für euch erfüllen.

Sie werden nicht sofort erfassen,
welche führende Rolle von ihnen gefordert wird.
Aber mit diesem von oben gesandten Kind,
kommen stärkeres Vertrauen und erfülltere Liebe.

Und schon bald werden sie ihr Privileg erkennen,
für dieses Geschenk des Himmels sorgen zu dürfen.
Ihr besonderes Anliegen, so sanft und leicht,
ist das besond're Himmelskind.“

— ANONYM, *aus Shanti Nilaya,*
eine Ausgabe der Stiftung Dr. Elisabeth Kübler-Ross

Neben Urängsten und Unsicherheiten was die körperliche und geistige Gesundheit eures Kindes betrifft, und der Angst vor dem Unbekannten der ersten Entbindung, die auf dich zukommt, können noch viele andere Gedanken in deinem Kopf umher spuken, die dich ängstigen oder verunsichern. Auch über weniger tiefgreifende Ereignisse, die bei dir Angst, Spannung oder Unsicherheit hervorrufen, lässt sich vieles über die eigene Persönlichkeit entdecken. Sie können ein der Schlüssel zu geistigem Wachstum sein. Wenn du dir ihrer Ursache oder ihrer Zusammenhänge mit früheren Lebenserfahrungen bewusst wirst, verlieren sie ein gutes Stück ihrer emotionalen Ladung, und du lernst auf jeden Fall, besser mit ihnen umzugehen. Die beste Art, mit Gefühlen der Angst, Unsicherheit oder Negativität umzugehen, ist deren Inventarisierung, Erforschung und Erörterung mit deinem Umfeld.

Inventarisieren und erforschen

Als Hilfsmittel, um dir Übersicht über deine Ängste und Unsicherheiten zu verschaffen, folgt hier eine einfache Ergänzungsübung. Vervollständige spontan die folgenden Sätze. Schreib auf, was du in Bezug auf Schwangerschaft, Geburt und Elternschaft denkst und fühlst.

- Ich mache mir Sorgen, dass ...
- Ich habe Angst vor...
- Wenn nur nicht ...
- Ich fühle mich unsicher über ...
- Ich finde es verdammt schwierig ...

Natürlich kann man mit einer so einfachen Ergänzungsübung keine komplette Übersicht über unbewusste Ängste bekommen; allerdings kann sie dir helfen, deine Gefühle zu inventarisieren, sie ernst zu nehmen und sich mit ihnen auseinandersetzen.

Darüber, was man so alles entdecken und was es einem nutzen kann, sei hier ein Beispiel gegeben: die Angst vor einem medizinischen Eingriff bei der Geburt.

Angenommen, eine Hausgeburt liegt dir sehr am Herzen, genauer gesagt du möchtest auf keinen Fall im Krankenhaus entbinden! Das erscheint dir echt schrecklich und du bekommst Todesangst bei dem Gedanken dir könnte genau das passieren. Du beruhigst dich selbst immer wieder damit, dass bisher doch alles gut läuft.

Dennoch kamen dir bei vier von den fünf Ergänzungssätzen die Worte „eine klinische Geburt" als Erstes hoch. Wenn dem so ist, rate ich dir, zu untersuchen, welche Assoziationen du mit dem Wort „klinisch" verbindest.

Es gibt verschiedene Möglichkeiten. Hast du als Kind sehr unangenehme Erfahrungen mit Ärzten und Krankenhäusern gemacht, kannst du mit deinen Gedanken in diese Zeit zurückgehen, indem du dir Fotos von dir selbst aus dieser Zeit anschaust, und das Kind in dir fragst, was es erlebt hat und was es fühlte. Das kannst du durch eine Visualisierungsübung tun, bei der du diesem Kind begegnest – du könntest es zum Beispiel an deinen Ort der Stille einladen – oder du stellst dir vor, dass es sich auf deinen Schoss setzt und mit dir spricht. Du kannst auch zeichnen, als wärst du selbst noch immer dieses Kind, oder du kannst mit deiner linken bzw. mit deiner rechten Hand, wenn du Linkshänder bist, deine Kindheitserinnerungen aufschreiben. Letzteres ist eine gute Übung, um verdrängte oder vergessene Gefühle aus der Kindheit ins Bewusstsein zurückzuholen. Indem du deinem inneren Kind Aufmerksamkeit schenkst und so für sein Wohlergehen sorgst, verschaffst du dir mehr Freiheit in deinem jetzigen Leben.

Darüber hinaus kann es sehr heilsam sein, sich einmal in der Geburtsklinik oder auf der Entbindungsstation umzusehen, in die du im Notfall eingewiesen werden würdest. Tust du dies mit einer wertfreien, beobachtenden Einstellung kannst du deine Kindheitserinnerungen besser von der heutigen Realität trennen.

Lass uns noch einen anderen Blick auf die hypothetische Angst vor einer „medizinischen" Geburt werfen. Gehen wir einmal davon aus, dass es sich für dich als Mann hier um eine drängende Frage handelt. Stellen Ärzte möglicherweise Autoritäten für dich dar, in deren Gegenwart du dich selbst verlieren? Bist du der Meinung, dass durch die Intervention eines Gynäkologen dein eigener Beitrag zur Geburt deines Kindes null und nichtig sein wird? Auch hier können unbewusste Gefühle, die mit früheren Erfahrungen zu tun haben, eine Rolle spielen. Befürchtest du etwa, auf dieselbe Weise ins Abseits zu geraten, wie dir das in der Pubertät bei deinem Vater, deinem älteren Bruder, einem Lehrer oder später bei deinem Arbeitgeber passieren konnte? Sobald du dir dieser Art von Projektionen bewusst bist, wirst du jedenfalls etwas freier damit umgehen können. So wird es dir möglich, für die Gegenwart herauszufinden, was das best mögliche für dich in so einer gefürchteten Situation wäre.

In einem solchen Fall kann es dir helfen, dir zu vergegenwärtigen, dass der Frauenarzt und du dich für dasselbe Ziel einsetzen: eine gute Entbindung, eine gute Geburt. Ich weiß genauso gut wie du, dass deine Auffassung von „gut“ sich von der eines Arztes unterscheiden kann, aber letztlich stehst du und der Arzt auf derselben Seite. Versuche also, an der Seite des Spezialisten für das zu kämpfen, was ihr beide wollt, und nicht gegen seine Autorität. Der Unterschied ist, dass dein Herz sich nicht verschließt wenn du mit einer positiven Haltung kämpfst – oder dich einsetzt oder auch kapitulierst –, und dass du so in der Lage bleibst einen wichtigen Beitrag zu einer guten, liebevollen Entbindung für deine Frau und einer guten, liebevollen Geburt für dein Kind zu leisten.

Zum Schluss möchte ich noch auf eine mögliche Ursache für die Angst vor ärztlichen Eingriffen bei der Entbindung eingehen. Habt ihr möglicherweise feste Vorstellungen darüber, wie das Leben eures Kindes beginnen sollte, und kann ein Krankenhaus diese Voraussetzungen prinzipiell nicht erfüllen? Hegt ihr womöglich bezüglich des Verlaufs Entbindung besondere Wünsche, abgeleitet von bestimmten Normen, aus denen ihr das Maß der Spiritualität der Geburt eures Kindes ablest? Natürlich wünscht ihr euch eine stimmungsvolle Erfahrung und gönnt eurem Kind eine sanfte Geburt, aber wenn du beispielsweise auf eine Wassergeburt – mit Kerzenlicht und meditativer Musik – fixiert bist, dann solltest du dir vielleicht vor Augen führen, dass Spiritualität im Grunde nichts mit äußeren Umständen zu tun hat. Wenn du dir deinen möglichen Beitrag zu einem guten Verlauf der Geburt vor Augen führst und das Wesentliche herausdestillierst, wirst du höchstwahrscheinlich zu dem Schluss kommen, dass dieser nicht vom Ort des Geschehens oder von ärztlichen Eingriffen in einem Krankenhaus abhängig ist. Es ist nicht auszuschließen, dass die Herausforderungen eines solchen Krankenhausaufenthalts genau zum Prozess deines persönlichen Wachstums oder zu dem Weg passen, den die Seele eures Kindes gehen will. So gesehen ist eine künstliche Geburt ideal und höchst spirituell ... Eine seelenvolle und bewusste Geburt beinhaltet, dass du dein ganzes Wesen in den Dienst des Gebärens eures Kindes stellst, wobei du das Kind selbst als ein Wesen betrachtest, das seinen vollwertigen Beitrag leistet. Eine der größten Herausforderungen, die sich dir stellt, ist das Loslassen deines Egos mit seinen Vorstellungen, Konditionen und Idealbildern. Gebären ist eine Initiationserfahrung sowohl für das Kind, das geboren wird, als für die gebärende Frau und ihren Partner. Die Hingabe an das Unbekannte ist Teil jeder Initiation.

Erfahrungsaustausch

Ebenso wenig wie man Ängste beschwört, indem man über sie schweigt, beweist man seinem Partner oder seiner Partnerin einen Dienst, wenn man seine oder ihre Angstgefühle zerredet oder bagatellisiert. „Sharing is quickening“ lautet ein Sprichwort der Indianer, mit anderen Worten: Wenn man seine Erfahrungen mit anderen austauscht, beschleunigt man den Bewusstwerdungsprozess. Es wirkt heilsam, seine Ängste in Worte zu fassen und jemanden zu haben, der wirklich zuhört. Hört euch gegenseitig zu, zeigt Interesse an der Geschichte des Anderen und stellt Fragen, die dem Anderen helfen, Klarheit über das zu erlangen, worum es eigentlich geht. Das muss nicht heißen, dass derjenige der zuhört allen Angstgefühlen und negativen Gedanken des anderen beipflichtet, im Gegenteil! Die Kunst des Zuhörens und sich Aussprechens besteht darin, einander abwechselnd die Möglichkeit zu bieten, sich frei zu äußern, ohne Urteil oder Einmischung. Und da es hier um ein Thema geht, das euch beide berührt, ist es besonders wichtig, zwischen dem „darüber reden" oder dem „darüber diskutieren" und dem „sich austauschen über" Ängste und Unsicherheiten zu unterscheiden. Beim *Erfahrungsaustausch* sollten Gefühle und Gedanken des Anderen ein offenes Ohr finden und respektiert werden. Ein wunderbares Hilfsmittel dabei ist der *Talking Stick* der Indianer. Wer ihn in der Hand hat, kann so lange das Wort führen – oder still sein – wie es ihm beliebt und ihn dann weitergeben. Wer den Stock hat, stellt seine Wahrheit symbolisch in den Mittelpunkt. Sobald alle Teilnehmer an der Reihe gewesen sind, kann man sich über das weitere Vorgehen beraten.

Was tun, wenn Angst und Stress zuschlagen?

Es gibt allerlei Methoden Körper und Geist zu entspannen. Es folgen nun drei Übungen, die du auf ihre Wirkung hin testen kannst. Wenn du regelmäßig übst, kannst du dir ein gutes Erste Hilfe Päckchen für den Umgang mit Angst und Spannung zusammenstellen. Sollten dir Panikvorstellungen oder Angstgefühle in bestimmten Situationen Stress bereiten und dir den Zugang zu deiner inneren Kraft versperren, kann eine der folgenden Übungen – oder eine Kombination davon – innerhalb kürzester Zeit helfen.

Affirmationen

Affirmationen sind bejahende, bestätigende Aussagen, die einen stärken sollen. Einige Beispiele:

- Ich fühle mich stark.
- Ich vertraue meinem Körper.
- Ich fühle mich unterstützt von... (Name deines Partners)
- Ich freue mich darauf, mein Kind zur Welt zu bringen.
- Ich weiß mich mit allen Frauen vor mir verbunden.

Um ganz persönliche, auf deine Ängste abgestimmte Affirmationen zu formulieren, kannst du die negativen Gedanken, die du mithilfe der Ergänzungsübung (auf Seite 82) formuliert hast, in positive Aussagen umwandeln. Was du da aufgeschrieben hast, kannst du nun verwenden, um geeignete Affirmationen zu formulieren. Sorge dafür, dass du gut laufende, deutliche Sätze hinkriegst, die sich beim Aussprechen gut anfühlen. Hast du zum Beispiel bei der Ergänzungsübung „Ich mache mir Sorgen, dass ich nicht erkenne wie und wann genau die Geburt anfangen wird" aufgeschrieben, kannst du die Affirmation „Ich vertraue meinem Körper" oder „Gebären ist eine vollkommen natürliche Sache. Wenn es soweit ist, weiß mein Körper, was zu tun ist", verwenden. Wenn du Angst davor hast in Panik zu geraten und deinen Partner zu beschimpfen und die Schmerzen ganz und gar nicht vertragen zu können, die so viele Stunden dauern, kannst du mit folgender Affirmation arbeiten: „Ich habe jeden Tag mehr Vertrauen, dass ich es kann", „Ich halte Kontakt zu meinem Kind, dann schaffen wir es gemeinsam", „Ich liebe ... (Name des Partners), und das weiß er auch, gleichgültig wie ich mich verhalte", „Ich bin stark, ich bin eine Frau, viele Frauen sind mir vorausgegangen".

Zum Schluss einige speziell auf den Mann zugeschnittene Beispiele. Angenommen du hast etwas wie „Wenn ich bloß nicht wie ein armes Würstchen in der Ecke stehe und nichts tun kann, während ... (Name des Partners) all die schwere Arbeit tun muss" aufgeschrieben, kannst du dir ab jetzt regelmäßig sagen:

- Ich unterstütze meine Frau mit allem, was ich kann.
- Ich bereite mich gut vor.
- Ich vertraue darauf, dass meine Rolle bald deutlich wird.
- Ich umhülle sie dauernd mit meiner Liebe.
- Ich schaffe möglichst günstige Voraussetzungen.
- Ich bin ganz bei der Sache.
- Ich bin der Beschützer von Mutter und Kind.

Affirmationen kann man unter der Dusche singen, man kann sie regelmäßig vor dem Spiegel zu sich selbst sagen, sie in seinen Terminkalender notieren oder auf Zettel schreiben und über seinem Bett aufhängen; man kann sie in akuten Situationen still und leise als Stoßgebet vor sich hinmurmeln.

Affirmationen, von denen du zwar glaubst, dass sie zutreffen, die du aber nicht über die Lippen kriegst, können der Ausgangspunkt für weitere Selbsterforschung sein, um herauszufinden, woran es dir noch mangelt. In diesem Fall kannst du eine Schreibübung machen. Dazu nimmst du zwei Blätter Papier. Auf das eine Blatt schreibst du die Affirmation, die du von Herzen gerne aussprechen möchtest, und auf das andere deine innerliche Reaktion auf diese. Du schreibst jedes Mal zuerst die entsprechende Affirmation oder eine Variante dieser, die beim Schreiben auf das eine Blatt entsteht. Auf dem anderen Blatt notierst du deine Einwände, wie zum Beispiel:

- Ich freue mich auf die Geburt.
  Ich mache mir Sorgen, ob ich es wohl kann.
- Ich freue mich auf das Gebären.
  Wenn ich den Frauen im Film so bei der Geburt zuschaue ...
- Ich freue mich auf die Geburt.
  Aber ich habe Angst vor den Schmerzen.
- Ich freue mich auf die Geburt.
  Aber ich habe Angst vor einem Dammriss.
- Ich freue mich auf die Geburt meines Kindes.
  Wenn ich mich nur nicht blamiere.
- Ich freue mich auf das Gebären.
  Ich finde es ganz einfach spannend.
- Ich freue mich auf das Gebären.
  Ich bin neugierig, wie wir es gemeinsam schaffen werden.
- Ich freue mich auf die Geburt meines Kindes.
  Wenn nur ... (Name der bevorzugten Geburtshelferin) Dienst hat.
- Ich freue mich auf die Geburt.
  Ich fühle mich stark.
- Ich freue mich auf die Geburt.
  Ein festliches Ereignis, das alles endlich selbst erleben zu dürfen.

Ich freue mich wirklich auf das Gebären!
Ich habe Lust darauf, ich bin bereit.

Hast du Angst, dann pflücke dir eine Rose

(Nummer 5 auf der CD)

Such dir für diese Übung eine regelmäßig wiederkehrende Angstvorstellung aus, zum Beispiel die Befürchtung, bei der Geburt in Panik zu geraten oder die Angst vor einem Dammschnitt oder – als Mann – die Angst, nicht rechtzeitig bei der Geburt anwesend zu sein.

Schließe deine Augen und lasse die Bilder hochkommen, die zu deinen Angstvorstellungen gehören. Was spielt sich vor deinem geistigen Auge ab? Was siehst du? Was genau tust du? Was sagst du? Nimm dir Zeit, und beobachte deine inneren Bilder genau... Siehe deiner Angstbilder wie einen Film oder ein Diaserie an dir vorbeiziehen. Wenn du sie gut gesehen hast, stoppe der Film dann.

Stell dir dann eine Rose vor... die Blume, den Stängel, die Blätter, die Dornen und lasse deine Bilder in ihr verschwinden, als würden sie von der Blume aufgesaugt. Die Rose ist ein Symbol für Harmonie und Liebe; wenn du ihr deine angstbesetzten Bilder anvertraust, werden diese neutralisiert, und du kannst dich wieder entspannen. Das Bild der Rose kannst du, wenn nötig, immer wieder herbeirufen. Bei regelmäßiger Übung kann dir das Bild der Rose auch in akuten Situationen rasch helfen, dich zu entspannen. Auch eine echte Rose kann so zu einem kräftigen Symbol für dein inneres Gleichgewicht werden.

PS: Die zahlreichen Male, die ich diese Übung leitete, kam es sehr häufig vor, dass die emotionale Ladung der Angstvorstellungen bereits durch aufmerksames Hinsehen verschwand!

Übung: Wer den Ball misst, ist ihn los

(Nummer 6 auf der CD)

Eine körperorientierte Übung, um dich von Spannungen zu befreien geht wie folgt. Schließe deine Augen und konzentriere dich ganz auf eine Angstvorstellung; werde dir dabei der Körperstelle(n) bewusst, an der/denen du Angst fühlst. Es kann dir die Kehle zuschnüren, du kannst weiche Knie bekommen, oder etwas kann dir schwer im Magen liegen... Wenn du deine Angst an mehreren Stellen zugleich fühlst, lasse dann all diese Spannungen an einer Stelle deines Körpers in Form eines großen Balls zusammenkommen. Nimm dann den Ball deiner Vorstellung in beide Hände, nimm ihn aus deinem Körper heraus und werfe ihn schwungvoll von dir weg. Lass ihn in Tausend Stücke springen oder lass ihn sich in einen Strahl mit kleinen Sternchen verwandeln. Fülle den freigewordenen Platz in deinem Körper mit Wärme und Licht oder mit einer schönen sanften Farbe, die dir behagt.

Auch diese Übung ist für akute Situationen geeignet.

Am Schluss dieses Kapitels über Ängste möchte ich die wundervollen Worte Nelson Mandelas zitieren, die auch bei einem so großartigen Geschehen wie dem Hervorbringen und Gebären neuen Lebens zutreffend sind.

Our deepest fear is not that we are inadequate.
Our deepest fear is that we are powerful beyond measure.
It is our light, not our darkness, that most frightens us.
We ask ourselves:
Who am I to be brilliant, gorgeous, talented, fabulous?
Actually, who are you not to be?
You are a child of God.
Your playing small does not serve the world.
There's nothing enlightened about shrinking so that

other people won't feel insecure around you.
We are born to make manifest the glory of God that is within us.
It's not just in some of us; it's in everyone.
And as we let our own light shine, we unconsciously
give other people permission to do the same.
As we are liberated from our fear, our presence
automatically liberates others.

Unsere tiefst greifende Angst ist nicht, dass wir nicht genügen.
Unsere tiefst greifende Angst ist, über das Messbare hinaus
kraftvoll zu sein.
Es ist unser Licht, nicht unsere Dunkelheit,
die uns am meisten Angst macht.
Wir fragen uns, wer bin ich, mich brillant, großartig,
talentiert, fantastisch zu heißen?
Aber wer bist du, dich nicht so zu heißen? Du bist ein Kind Gottes.
Dich selbst klein zu halten, dient nicht der Welt.
Es ist nichts Erleuchtendes daran, sich so klein zu machen,
dass andere um dich herum sich nicht unsicher fühlen.
Wir sind geboren worden, um den Glanz
Gottes, der in uns ist, zu manifestieren.
Er ist nicht nur in einigen von uns, sondern in uns allen.
Und wenn wir unser eigenes Licht scheinen lassen,
Geben wir unbewusst anderen Menschen die Erlaubnis dasselbe zu tun.
Wenn wir von unserer eigenen Angst befreit sind,
befreit unsere Gegenwart andere von selbst.

— Nelson Mandela 1994 *Antrittsrede*

KAPITEL 7

Die Geburt; eine Initiation

Dies war eine Initiation, die mich eine tiefe Verwandtschaft mit all den Frauen fühlen ließ, die sich im Laufe der Jahrhunderte dieser Prüfung unterzogen und diese Transformation durchgemacht haben.
— JEAN SHINODA BOLEN *Auf der Suche nach Avalon*

Eine Geburt ist etwas Urirdisches und zugleich höchst Heiliges; hier vollzieht sich ein Wunder der Natur, das auf alle Beteiligten großen Eindruck macht, und niemand ist danach derselbe wie zuvor. Eine Geburt ist eine Initiation für das Kind, das geboren wird, für die Frau, die das Kind gebiert und für den Mann, der – in seiner Eigenschaft als Vater – Zeuge von ihr ist. Als Frau erlebst du etwas, das in seiner Vielfalt mit nichts anderem zu vergleichen ist. Im Körper vollzieht sich das Zusammenspiel unabwendbarer Naturkräfte. Der Körper öffnet sich, um das Kind durchzulassen, und du bist gezwungen, dich dem hinzugeben. Gebären wird hin und wieder mit der Leistung eines Spitzensportlers verglichen. Nun habe ich selbst nie etwas mit Spitzensport zu tun gehabt, aber der unüberwindliche Drang nach Erlösung, der einen zwingt, weiterzumachen, bis das Kind geboren ist, ist meiner Meinung nach eine andere Kraft, als der Wille eines Sportlers, dem Körper alles abzuringen, um zu gewinnen. Bei einer Geburt wirst du bis zur Ziellinie weitergetrieben, ob du willst oder nicht. Du bist etwas ausgeliefert, das den persönlichen Willen übersteigt.

Wie dem auch sei, durch das Gebären eines Kindes, veränderst du dich nicht nur körperlich, sondern auch geistig: es ist eine Einweihung. Und ich glaube, dass es auch für Männer eine Initiationserfahrung ist, wenn Sie Zeuge dieses weiblichen Mysteriums werden.

Ratschläge zur Vorbereitung sammeln

Jeder Initiation geht eine Zeit der Vorbereitung voraus, so auch der Geburt. Ich stelle mir vor, dass in traditionellen Kulturen reifen, weisen Frauen die Aufgabe zufällt, ihre jüngeren Schwestern auf körperlichem, geistigen und spirituellem Gebiet auf die letzte Etappe ihrer Reise zur Mutterschaft vorzubereiten. Die Einzuweihenden sind von ihren natürlichen Gaben durchdrungen und in ihrem lebensspendenden Auftrag gestärkt. Ihre Verbundenheit mit Mutter Erde wird durch Rituale bekräftigt.

In unserer Kultur liegt der Schwerpunkt der institutionalisierten Geburtsvorbereitung bei den körperlichen und psychischen Aspekten. Wir verfügen über ein überwältigendes Maß an ausgereiftem Wissen und weisen Ratschlägen, vermittelt durch Bücher, DVDs und Schwangerschaftskurse. Es gibt allerlei Formen der Schwangerschaftsbetreuung. Sie versuchen alle auf ihre eigene Weise, werdende Mütter auf die Geburt deren Kindes vorzubereiten. Du lernst dich auf die eine oder andere Art zu entspannen, du lernst dich in die einsetzenden Wehen zu stürzen, oder du hörst dass du besser von Kontraktionen sprechen solltest, weil „Weh" eben mehr weh tut... In zahlreichen Büchern wird die Geburt von A bis Z durchgenommen, über schöne, lehrreiche Filme wird man Zeuge einer Geburt, und als künftiger Vater erhält man eine große Auswahl an nützlichen Tipps, wie man seine künftige Aufgabe als Coach erfüllen kann. Das alles ist sicherlich sinnvoll. Gewiss bietet es einem Halt, wenn man weiß, was im Körper während der Schwangerschaft geschieht, wenn man sich mental auf die Zusammenarbeit mit den Kräften der Natur einstellen kann, um ein Bild von dem zu erhalten, was einem bevorsteht. Ich rate dir einen Schwangerschaftskurs oder eine Form der Schwangerschaftsbetreuung zu wählen, die dich intuitiv und gefühlsmäßig anspricht. Es gibt zahlreiche unterschiedliche Methoden und Herangehensweisen. Sorge dafür, dass dein Körper, dein Geist und deine Seele zum Zuge kommen können.

Als Mann und künftiger Vater hast du natürlich eine andere Aufgabe zu erfüllen als deine Frau. Indem du dich gut über das informierst, was eine Geburt ausmacht, kannst du auch herausfinden, wie dein Beitrag aussehen könnte. Ich habe zahlreiche Kommentare von Männern festhalten können, die sie beim Betrachten einer Geburts-DVD von sich gaben. „Was für ein Trottel" konnte man aus ihren Reihen beim Anblick eines eher ruhigen Mannes, der offensichtlich nicht viel tat, vernehmen. Andere wiederum konnten sich gut in seine Rolle hineinversetzen und sahen ihn als sicheren Hafen in stürmischen Wehenzeiten. Rückblickend auf die Geburt seines Kindes, meinte Kasper: „Mir wurde klar, dass ich als Vater die Rolle eines Beschützers auf mich nehmen musste, sodass Yvonne sich ganz der Sache hingeben konnte. Das erforderte meinerseits, dass ich – wo nötig – Grenzen setzte und mich für das einsetzte, was wir beschlossen hatten."

Es geht darum, dass man sich als Mann auf eine dienende Aufgabe einstellt; der Mann als eine Art Schirmherr von Mutter und Kind.

Natürlich werden unter Frauen auch immer und überall Geburtsgeschichten ausgetauscht. Das geschieht leider nicht immer in ermutigender Art und Weise. „Wenn dein Kind einmal da ist, hast du alles gleich wieder vergessen", sagen erfahrene Frauen häufig zu Uneingeweihten. Was ist dann so unbeschreiblich, dass es so rasch wie möglich vergessen werden muss? Was für eine erschreckende Aussicht! Vielleicht dienen Geburtsgeschichten dann mehr der eigenen Verarbeitung, als dass sie den „Schwestern" liebevolle Unterstützung bieten. Ich denke dann vor allem an die etwas großtuerischen Geschichten über die Zahl der Nähte oder die Dauer der Geburt, mit denen sich Frauen auf den Entbindungsstationen oder bei der Rückbildungsgymnastik bombardieren können ... Trotzdem sind Erfahrungsberichte Dritter ein wichtiger Beitrag zu unserer eigenen Vorbereitung. Ein fruchtbarer Erfahrungsaustausch setzt jedoch voraus, dass wir dasjenige, worüber wir reden, gut verarbeitet haben und dass wir in der Lage sind, auf Andere einzugehen.

„Seelenvoll“ auf die Wehen warten

Für die spirituelle Dimension der Vorbereitung auf die Geburt hat unsere Kultur wenig zu bieten. Wir haben keine tradierten Rituale, die uns auf das Gebären neuen Lebens vorbereiten. Wir betrachten die Geburt überwiegend als medizinisches Phänomen, wobei der Akzent auf dem Machbaren, dem Beherrschbaren liegt und nicht als ein geheiligtes Geschehen, bei dem volle Hingabe an etwas, das größer ist als wir selbst, gefragt ist. Wir bereiten uns körperlich und geistig so vor, als müssten wir eine sportliche Spitzenleistung erbringen, während wir meistens vergessen, den Kontakt zu unserer Seele, ganz zu schweigen zu der unseres Kindes zu suchen.

Es wurden hier bereits verschiedene Möglichkeiten genannt, die die seelische Seite des Geschehens *durchaus* berücksichtigen. Man kann sich auf die Geburt vorbereiten, indem man Verbindung zu seiner inneren Ratgeber sucht, man kann ein Ritual vollziehen, ein Mandala anfertigen, Symbolkarten zurate ziehen, tanzen, affirmieren, mit dem Kind kommunizieren und sich oder Alles nehmen, wie es kommt. Mit Letzterem vertraut man sich häufig der Weisheit der Seele an ...

Zur Inspiration folgen hier noch einige konkrete Vorschläge.

Visualisieren

Dein innerer Ratgeber ist der Teil deines Wesens, das alle Weisheit erfasst, die du in dir trägst. Man könnte hier auch von der inneren Quelle oder der Seele sprechen. Eine Methode, mit dieser Weisheit in Kontakt zu kommen, ist das Visualisieren einer Begegnung mit einem Wesen – Mensch oder Tier –, das für dich Weisheit verkörpert. Deine Weisheit kann sich zum Beispiel als Mutter Erde, als Greis, als Kind oder etwa auch als Hirsch manifestieren. Auch kann es sich dabei um eine Person handeln, die du kennst und die dich in deinem Leben bereits mit viel Weisheit beschenkt hat. In der folgenden Visualisierung kannst du deinen inneren Weisen aufsuchen und ihn um Rat fragen.

Das Aufsuchen und Konsultieren deiner innerlichen Führung; eine Visualisierungsübung

Setz dich oder leg dich irgendwo bequem hin und schließe die Augen. Nimm dir Zeit, zu deinem inneren Heiligtum zu gelangen und dich dort ruhig auf die Begegnung mit deiner innerlichen Führung vorzubereiten ...

Irgendwann siehst oder fühlst du, wie sich aus der Ferne jemand nähert, und du weißt, dass es deine innerliche Führung ist ... Die Gestalt kommt näher, und du kannst erkennen, ob es ein Mann oder eine Frau ist, welche Kleider sie trägt, wie ihr Gesichtsausdruck ist ..., bis die Entfernung so gering ist, dass eine Begrüßung angebracht ist ... Vielleicht nennt diese Person ihren Namen oder du fragst sie danach. Wenn du möchtest, kannst du jetzt Fragen stellen. Zum Beispiel: Was sollte ich noch tun oder lernen bevor die Geburt ansteht? Oder: Wie soll ich mich in der folgenden Frage entscheiden ... (nach Belieben ausfüllen)? Oder: Wollen Sie oder willst du mir helfen... (nach Belieben ausfüllen). Es kann sein, dass deine innerliche Führung mit Worten antwortet oder dass du plötzlich von selbst zu der richtigen Erkenntnis kommst. Auch kann dir deine innerliche Führung zeigen, worin die Antwort liegt. Du kannst auch ohne konkrete Fragen zu stellen, offen stehen für das, was er oder sie dir zu bieten hat. Vielleicht will deine Führung dir selbst etwas sagen oder dich auf andere Weise etwas wissen lassen ... Lass dir alle Zeit ...

Am Ende eurer Begegnung erhältst du von deiner innerlichen Führung ein Geschenk. Es kann ein Gegenstand mit oder ohne symbolische Bedeutung sein. Es kann auch ein Gefühl oder ein Rat zum Abschied sein. Nimm dein Geschenk in Empfang, und nehme auf passende Weise Abschied ... du kannst fragen, ob du ihn oder sie, bei anderer Gelegenheit zurate ziehen darfst. Du kannst vereinbaren, dich regelmäßig in deinem Heiligtum zu treffen; vielleicht lädst du ihn oder sie ein, dir bei der Geburt mit weisem Rat zur Seite zu stehen.

Bleibe zum Ausklang noch eine Weile sitzen oder liegen, höre die Musik und bewege dich langsam wieder.

Ich selbst bin bei einer solchen Visualisierungsübung einer weisen Frau namens Freyja begegnet. Später entdeckte ich, dass es sich um die germanische Fruchtbarkeitsgöttin handelte. Ich habe in entscheidenden Augenblicken meines jahrelangen Wachstumsprozesses, in dem sich das Verlangen nach einem zweiten Kind und der Verlust einer Schwangerschaft als roter Faden durch mein Leben zogen, mit diesem inneren Ratgeber in Kontakt treten können. In dieser Zeit fühlte ich mich tatsächlich durch eine Kraft, die größer war, als die meines „kleinen Ichs" gestützt. Vielleicht fühlst du dich von einem Schutzengel oder einem Buddha oder der Seele deines ungeborenen Kindes geführt. Es lohnt sich, diese Energien oder Kräfte, die du in deinem Inneren oder außerhalb deiner Person vorfindest, zu aktivieren und dich von ihnen bei deiner Initiation leiten zu lassen.

Das Geburtsritual

Das bereits beschriebene Willkommensritual (vor der Empfängnis) kann als Ausgangspunkt für ein weiteres Ritual dienen, bei dem du um den Segen für die Entbindung, die Geburt bittest. Auch hier geht es um das Mobilisieren und Ehren aller – inneren und äußeren – Kräfte, die dabei eine Rolle spielen. Bei einem Geburtsritual kannst du zum Beispiel alle Eigenschaften hervorheben, die dir eigen sind, um dich einer Geburt mutig und vertrauensvoll zu stellen. Auch kannst du deine Absicht kundtun, während des Geburtsprozesses mit deinem Kind zusammenzuarbeiten. Die Symbole, die du dir für dein Ritual aussuchst oder selbst anfertigst, können dir bei der Geburt viel Halt geben. So habe ich bei Geburten von denen ich Zeuge war Puh den Bären, in der Form eines Plüschtieres, und einen Rosenquarz sich in wahre Heiligenbilder verändern sehen ...

Das Geburtsmandala

Mit einem Mandala kannst du die Geburt symbolisch gestalten so wie du sie dir wünschst. Die Einteilung in die vier Windrichtungen ist zum Beispiel gut brauchbar, um deiner Kraft und deinen Ängsten, deinen Herzenswünschen und deiner Hingabe im bezug auf die Geburt Ausdruck zu verleihen. Dabei nährst du deine Seele und schaffst dir einen prächtigen Meditationsgegenstand für die Wochen oder Tage, die dich noch von den Wehen trennen.

Karten legen

Auch Symbolkarten können in der letzten Phase deiner Schwangerschaft vielsagend sein. Du kannst täglich eine Engelskarte ziehen, um dich in Zeiten der Stimmungsschwankungen der letzten Schwangerschaftswochen positiv unterstützen zu lassen, und du kannst jede Woche eine neue Inner-Child-Karte auf deinen Altar legen, die dir hilft, dich auf das „Thema der Woche" zu konzentrieren. Eine Medizinkarte kann dir ein Verbündeter während der Entbindung sein. Das darauf abgebildete Tier repräsentiert Eigenschaften, die auch du hast, und die du später nutzen kannst. Dein Tier wird dich daran erinnern.

Affirmationen formulieren

Hier folgen einige Beispiele für Affirmationen, die positive „Gebäreigenschaften" wie Hingabe, die Fähigkeit loszulassen und Vertrauen bei euch fördern können (Nummer 11 auf der CD):

Für die Frau

- Es ist eine Herausforderung für mich, meinem Körper zu folgen.
- Ich entspanne mich und halte Kontakt zu meinem Kind.
- Mein Körper weiß genau, was er zu tun hat; ich vertraue mich ihm an.
- Ich bin bereit, mein Kind loszulassen.
- Ich fühle mich mit allen Frauen vor mir verbunden. Ich vertraue auf meine weibliche Kraft.

Für den Partner

- Ich nehme meinen Platz neben ... (Name der Mutter Ihres Kindes) ein.
- Ich unterstütze ... (Name der Mutter) und unser Baby von ganzem Herzen.
- Ich vertraue darauf, dass ich instinktiv weiß, was ... (Name der Mutter) braucht.

- Ich bin bereit, für das Beste zu kämpfen.

Für beide
- Ich weiß mich mit ... (Name des Partners) und unserem Kind verbunden; unsere Seelen gehören zusammen.
- Ich stelle mich voll und ganz zur Verfügung und bin bereit, mit dem Strom zu schwimmen.
- Ich freue mich auf deine Geburt, ... (Name des Kindes); ich sehe dem Ereignis voller Erwartung entgegen!

Mit eurem Kind kommunizieren

In den letzten Wochen vor der Geburt kannst du dich innerlich mit deinem Kind über die letzte Etappe ins Einvernehmen setzen. Du appellierst dann an dasjenige in ihm, was größer als sein in Abhängigkeit befindlicher Körper ist. Du kannst ihm zum Beispiel sagen, wann du bereit bist, es loszulassen. Du kannst das Kind aber auch um seine Mithilfe bitten. Du kannst es bitten, noch eine Weile zu bleiben oder sich zu drehen um in eine gute Ausgangslage zu kommen. Ein gutes Beispiel für so eine Kommunikation vor der Geburt ist die Geschichte von Bert und Pia. Als es höchste Zeit für das Baby wurde, auf die Welt zu kommen, sprachen sie ausführlich mit ihm. Sie berichteten mir Folgendes über ihre Erfahrungen.

Es war ein Samstagabend. Der Geburtstermin war bereits dreizehn Tage überfällig.

Am Montag würde sie im Krankenhaus erwartet, obwohl sich beide eine Hausgeburt wünschten. Wo blieb das Kind nur? Sie beschlossen, früh ins Bett zu gehen. Beide fühlten das Bedürfnis, Kontakt mit ihrem Kleinen zu suchen. Bert legte seine Hände um das Baby, und sie redeten abwechselnd mit ihm. Das ging in etwa so: „So Kleiner, hör mal zu. Wenn du meinst, dass du im Krankenhaus geboren werden sollst, wenn du das wirklich willst, dann stehen wir dir bei. Wir machen mit! Aber wenn du noch eben da drinnen bleiben willst, weil es dir da gut geht, oder weil du noch zögerst ..., sei dir klar, dass die Zeit dafür zur Neige geht. Wenn du jetzt nicht kommst, werden im Krankenhaus alle Register für dich gezogen und auch wenn dir das nicht so viel ausmacht, sollst du wissen, dass es für uns anders aussieht. Wir würden unheimlich gern zu Hause bleiben. Das wollen wir dir einfach sagen! Nun lassen wir den Dingen ihren Lauf. Wir jedenfalls sind auf alles vorbereitet, was auch immer geschehen mag."

Um drei Uhr nachts wurde Pia wach. Ihre Fruchtblase war gesprungen. Um halb eins nachmittags wurde das Baby zuhause geboren: ein Sonntagskind!

Ich selbst hatte eine wunderbare Erfahrung bei der Geburt meines zweiten Kindes: Mir wurden doch tatsächlich mehrere Steine mit auf den Weg gegeben. Diese Geschichte illustriert, dass es nicht nur Sache unseres Willens ist, das Intuitive und sogar das Magische in unsere Vorbereitungen einzubeziehen, sondern dass es auch eine Frage der Beteiligung des Unbewussten oder des sogenannten Zufalls ist.

Ich nahm an einem Wochenendkurs teil, in dem wir mit der Energie von Steinen arbeiteten. Meine Wahl an jenem Tag fiel auf einen wunderschönen grünen Stein. Im Laufe des Tages unternahmen wir eine Autofahrt, und der Stein lag auf meinem Schoß. Als wir am Bestimmungsort angelangt waren, stieg ich nichts ahnend aus, und „rums" fiel der Stein auf den Boden und brach entzwei, in ein größeres und ein kleineres Stück. Ich war entsetzt und schämte mich wegen meiner Schlamperei. Marion, meine Dozentin, bemerkte später ganz nüchtern, dass ich mir ein prächtiges Symbol für die Geburt geschenkt hatte. Die beiden so entstandenen Steine symbolisierten die Trennung zwischen Mutter und Kind! In den darauffolgenden Wochen begleiteten mich die Steine beim Abschiedsprozess von der Einheit, die mich mit meinem ungeborenen Baby verband. Die Steine halfen mir, bei der Tatsache zu verweilen, dass ich mit der Geburt nicht nur ein Kind willkommen hieß, sondern dass es auch ein Augenblick des Abschieds von dem Baby sein würde, das ich neun Monate bei mir getragen hatte.

Gebären und die Kunst des Loslassens

„Vergiss alles, was du gelernt hast", sage ich immer etwas bagatellisierend zu Frauen, die geneigt sind, eine Art Drehbuch für die Geburt ihres Kindes zusammenzustellen. Was du tatsächlich brauchen kannst, wird sich dir automatisch präsentieren, wenn es soweit ist, oder dein Partner bzw. deine Hebamme erinnert dich daran. Der Verlauf der Geburt und sogar die Art und Weise, wie du mit den Wehen umgehen wirst, hängt nur zu einem kleinen Teil mit deiner Vorbereitung zusammen. Welche Atemtechnik du auch gelernt haben magst, ob du nun haptonomisch oder im Yogastil gebären willst, ob du auf dem Gebärhocker oder in der verschmähten Rückenlage landest, ein Kind gebären ist eine authentische Erfahrung, die du sowieso anders erfahren wirst, als du dir das vorgestellt hast. Gebären heißt auch loslassen können. Deine Vorbereitung kann zwar Orientierungshilfen bieten, aber es ist bezeichnend für Geburten, dass dein Körper früher oder später die Sache übernimmt, und die Kunst besteht darin, sich dem zu fügen.

Wenn Vorbereitungen und Vorhaben in krampfhafte Kontrolle münden, stehen sie allerdings einem natürlichen Geburtsprozess im Wege.

Gebären heißt...

Für die gebärende Frau:

- Sich ungemein an warmen Händen zu erfreuen.
- Zu visualisieren, dass der Muttermund eine Blume ist, die sich immer weiter öffnet, Zentimeter um Zentimeter.
- Atem- und Kontrolltechniken loszulassen, und auch die Scham Winde zu lassen.
- Die Wut darüber, das je gewollt zu haben zu erleben.
- Ein freudiges Wiedererkennen des Gelernten.
- Zu wissen, dass es nicht mehr lange dauern kann, wenn es kaum noch auszuhalten ist.
- Kontrollverlust in erschütternden Momenten... zu dir selbst zurückzufinden indem du deinen Widerstand äußerst.

- Rhythmisch mit beispielsweise den Worten „Ich – geh – mit – jeder – Weh' – mit" auszuatmen.
- Das Leben bis auf die Knochen fühlen.
- Sich als Schiffbrüchiger an den Augen des Partners festzuheften.
- Auf Gott und die Welt zu schimpfen und über Alles zu fluchen.
- Die ausgesuchte Lieblingsmusik nicht mehr hören zu können.
- Singend mit den Wellenbewegungen der Wehen mitzugehen.
- Mit voller Kraft in den Leib gezogen zu werden, sodass es fast nicht auszuhalten ist, und gleichzeitig die damit verbundene Hochstimmung zu erfahren.
- Das Kind verzweifelt zu fragen, wo es denn nun bleibt.
- Ins Krankenhaus zu müssen, und es als Befreiung zu erfahren.
- „Los, schneiden Sie doch" zu rufen, obwohl es das Letzte war, was du wolltest ...
- „Mama" zu rufen, weil dieser Urschrei dir spontan entfährt, und Unterstützung bei Mutter Erde zu finden, indem du deine Füße auf den Boden stützt und mit aller Kraft presst.
- Deine Hand zwischen die Beine zu legen und den Kopf des Kindes zwischen deinen Schamlippen zu fühlen.
- Wütend zu werden, weil es so lange dauert, und dann die Kraft zu finden, dem Kind den erlösenden Ruck zu verpassen.

Für den Partner:

- Nur ihre Füße während der Wehen festzuhalten.
- Stundenlang gemeinsam zu schweigen und sich wortlos aufeinander einzuspielen.
- Eine Abfuhr wegen deiner irritierenden Fragen nach ihren Wünschen zu bekommen.
- Eine spaßige Bemerkung über die Socken zu machen, die sich so seltsam gegen ihre nackten Beine und ihren nackten Po abheben ... und sie zum Lachen zu bringen.
- Eine unangerührte Mahlzeit, weil du ununterbrochen deine Hände in ihrer Lendengegend auflegen musst.
- Laut mit hechelnd zur Toilette zu laufen, und mit kurzen

Atemstößen Wasser zu lassen, weil sie deinen Beistand ununterbrochen nötig hat.

- Große Achtung vor der Kraft deiner Frau zu haben und dich eifersüchtig zu fühlen, weil du nur die zweite Geige spielst.
- „Komm Mädchen, komm" zu sagen, während ein Sohn in deinen Händen das Licht der Welt erblickt.

Jede Geburt hat ihren eigenen Charakter, der von verschiedenen Faktoren bestimmt wird. Es stellt sich nicht nur die Frage, ob man sich entspannen kann, wie es mit den Wehen steht oder ob du gut pressen kannst. Es gibt Frauen, für die das Gebären vergleichsweise einfach ist, während es für andere die größte Herausforderung ihres Lebens bedeutet. Neben physischen Faktoren wie dem Körperbau der Frau und der Größe des Kindes, spielt die Intensität mit der du in deinem Körper präsent bleiben kannst und das Temperament des Kindes eine wichtige Rolle. Auf einer noch tieferen Ebene hängen all diese Dinge mit den Themen zusammen, die deine Seele in diesem Leben ergründen will *und* mit dem, was dein Kind auf dieser Welt zu lernen oder zu schaffen hat. Die Wechselwirkung zwischen dir und deinem Kind ist Teil eurer seelischen Verbundenheit.

Ich bin überzeugt davon, dass jede Geburt ihrer eigenen Weisheit folgt, ihre eigene Geschichte erzählt und auf die eine oder andere Art widerspiegelt, wie du im Leben stehst. Sie ist eine Metapher für den Weg, den du zurückgelegt und noch zu gehen hast. Das gilt sowohl für die gebärende Frau als auch für das Kind, das geboren wird. Mit seiner bzw. ihrer Geburt stellt sich dein Sohn oder deine Tochter selbst vor und verleiht seinem bzw. ihrem Wesen Ausdruck. Auf der Ebene der Seele gibt es denn auch keinen Unterschied zwischen schönen, einfachen oder natürlichen und schweren, problematischen oder operativen Geburten. Entbindung und Geburt sind Ausdrucksformen der Seele.

Deine Traumgeburt in einer rosa Seifenblase; eine Visualisierungsübung

(Nummer 10 auf der CD)

Setze oder lege dich ruhig hin, und nimm dir alle Zeit, dich zu entspannen, deine Gedanken wegziehen zu lassen und in diesem Moment anzukommen. Atme ruhig ein und aus und gönne dir alle Zeit, deinen Vorstellungen, Ideen und Wünschen hinsichtlich der Geburt freien Lauf zu lassen. Konzentriere dich auf deine Herzenswünsche. Stell dir möglichst viele Einzelheiten vor: Wie es beginnt, wo du bist, wie dein Partner sich verhält, was du tust, um mit deinen Wehen umzugehen, bei wem du Unterstützung findest, welche Hebamme dich betreuen wird ... Greife mit deinem Vorstellungsvermögen eventuell auf Bilder von Geburten zurück, die du selbst gesehen hast. Wie wird es bei dir aussehen? Was findest du schön, angenehm, erstrebenswert? Visualisiere auch den Geburtsvorgang selbst. Stell dir vor, wie dein Kind auf die Welt kommt, was du machen wirst, was du sagen wirst, wie du und dein Partner es empfangen werden.

Richte dich auf positive Bilder: Lass die Geburt deiner Träume auf diese Weise vor deinem geistigen Auge Wirklichkeit werden, mit allem, was dazugehört. Genieße ruhig eine Weile die Gefühle, die diese Vorstellung bei dir auslöst, und lasse Wärme, Kraft und Liebe dorthin strömen.

Bringe deine Kreation nun in eine große rosa Seifenblase. (Rosa ist die Farbe des Herzens. In deinem Herzen ist die sanfte Kraft zu Hause, die dich in die Lage versetzt, die Form zu akzeptieren, in der sich deine Traumgeburt bald vollziehen wird.) Lass diese Seifenblase aufsteigen und langsam wegtreiben, höher und höher ins Universum. Wenn du sie nun aus der Sicht verlierst, kannst du eine Affirmation oder ein Gebet sprechen, das in etwa wie folgt lauten kann: „Dies wünsche ich mir von ganzem Herzen, und hiermit lasse ich es los. Möge dies oder etwas noch viel Besseres Wirklichkeit werden. Ich vertraue darauf, dass diese Geburt in Harmonie mit dem Weg meiner Seele und dem Weg meines Kindes sein wird.“

KAPITEL 8

Ein Sternchen im Mittelpunkt; das Kind und seine Geburt

All babies

All babies are born saying God's name
All born singing God's name
All babies are flown from the universe
from there they're lifted by the hands of angels
God gives them the stars to use as ladders
She hears their calls
She is mother and father
All babies are born out of great pain
Over and over
All born into great pain
All babies are crying
for no-one remembers God's name

— SINÉAD O'CONNOR *Universal Mother*

Körper und Seele deines Kindes gehen eine immer stärkere Verbindung ein, bis der Augenblick angebrochen ist, an dem das Kleine bereit ist, geboren zu werden. In einem subtilen Zusammenspiel zwischen physischen und energetischen Faktoren ergreift das Kind zum gegebenen Zeitpunkt die Initiative, um seine Reise nach draußen anzutreten. Wie und wann das genau sein wird, ist die große Frage der letzten Schwangerschaftsphase. Das eine Kind kommt früher als erwartet, das andere kommt erst längere Zeit nach dem errechneten Geburtstermin oder muss sogar mit medizinischen Mitteln herausgeholt werden, um zu verhindern, dass es länger drinnen bleibt, als es seiner Gesundheit gut tut ... Während der weibliche Körper unmissverständlich zu erkennen gibt, dass es soweit ist, bereitet sich das Kind auf seine erste und vielleicht größte Initiation, auf seine Geburt, vor. Auf der Ebene der Seele ist die Geburt eine durchaus bewusste Erfahrung, die übrigens in allen Körperzellen gespeichert wird. Weil das Tagbewusstsein sich später nicht daran erinnern wird, wurde lange Zeit davon ausgegangen, dass das Kind nichts von seiner Geburt weiß. Inzwischen sind wir schlauer geworden. Auf verschiedenen Wegen, wie zum Beispiel Körperarbeit, Hypnose, Rebirthing, Meditation, sind wir dahinter gekommen, dass wir genaue Erinnerungen von unserer Geburt mit in uns tragen. Unsere Geburt ist keinesfalls ein willkürliches Ereignis am Anfang unseres Lebens; sie ist ein wesentlicher Bestandteil unseres persönlichen Lebensthemas. Durch die Art und Weise, wie ein Kind auf die Welt kommt, zeigt sich sein Wesen.

Ein Kreis von Helfern

Hebammen, für die die Weisheit der Seele ungeborener Kinder Realität ist, setzen sich während des Geburtsprozesses bewusst mit ihnen in Verbindung. Sie stimmen sich auf das Wesen des Kindes ab und arbeiten mit ihm zusammen. Sie sprechen das Kind als intelligentes Wesen an und lassen das Baby durch Berührung oder bewusst übermittelte Gedanken wissen, was von ihm erwartet wird. Auch Eltern können sich während des Geburtsprozesses auf ihr Kind abstimmen. Elterliche Anteilnahme bietet wertvolle Unterstützung könnt mit dem Kind energetisch in Kontakt treten und ihm regelmäßig Mut, Kraft und Liebe spenden. Du unterstützt dein Kind, indem du mit ihm mitfühlst, während es seinen Beitrag leistet und du den deinen. Für gebärende Frauen ist die intensive Verbundenheit mit dem Baby in der Praxis bei Weitem nicht so selbstverständlich, wie man im

Vorhinein vielleicht erwartet. Es kann sein, dass du von deinem Körper so vereinnahmt wirst, dass du deine geistigen Kräfte dafür brauchst dem zu folgen, und dir kaum bewusst bist in diesem Moment ein Kind zu gebären, ganz zu schweigen auf die Idee kommst mit ihm zu kommunizieren. Für den Vater liegen die Dinge anders. Häufig kann er den Kontakt herstellen, obwohl auch er manchmal so sehr von der körperlichen Seite des Geburtsablaufs beeindruckt ist, dass ihm unmöglich ist, sich bewusst auf die Seele seines Kindes abzustimmen. Tomas, der sich bereits davor mit den Chakren, den Energiezentren, in denen sich Körper und Seele aktiv austauschen, beschäftigt hat, berichtet Folgendes: „Während wir im Rettungswagen saßen, legte ich innerlich Kontakt zu meiner Tochter und erklärte ihr, was geschehen würde. Ich sagte in Stille zu ihr: ‚du musst dein Kronenchakra schließen, denn gleich kommt eine Saugglocke auf deinen Kopf. Ich bleibe während der gesamten Geburt in Kontakt zu dir, und wenn alles vorbei ist, können wir das Chakra wieder öffnen.'"

Frank, der sein zweites Kind erwartet, sieht es als seine Aufgabe, seinem Kind bei der Geburt eine Art geistige Betreuung zu bieten. Er vergleicht es mit der Handlungsweise von Buddhisten beim Sterben eines Mitmenschen: „Ein Buddhist begleitet einen Sterbenden, indem er ihn durch die verschiedenen Sterbephasen hindurchlotst. Er ist eine Art Fährmann, der der Seele bei ihrem Übergang hilft. Die Geburt ist ein vergleichbarer Übergang, aber in entgegengesetzter Richtung. Ich möchte mein Kind bei der Geburt auf diese Weise begleiten: Ich werde es mit Hilfe meiner Aufmerksamkeit durch die einzelnen Geburtsphasen lotsen."

Natürlich gibt es verschiedene Möglichkeiten, das Kind auf seiner Reise zum Lebenslicht seelenvoll zu begleiten. Fluchend für euer Kind zu kämpfen oder es wortlos willkommen zu heißen, sind ebenso gut Verhaltensweisen, die deine Verbundenheit mit dem Kind zum Ausdruck bringen. Gleichgültig, wie wir uns verhalten, ist, was mich betrifft, Respekt vor ihrem Wesen das größte Geschenk, das wir unseren Kindern bei der Geburt machen können.

Ich habe einmal einem besonders interessanten Vortrag einer Geburtshelferin beigewohnt, die sich durch die Anthroposophie inspirieren ließ. Sie hatte im Laufe ihrer jahrelangen Praxis verschiedene Geburtstypen unterscheiden gelernt. Nach ihrer Auffassung passt die Art einer Geburt offenbar zum Temperament des Kindes, das geboren wird. So lässt sich etwa ein phlegmatisches Kind tagelang Zeit – nur ruhig, alles zu seiner Zeit –, während ein cholerisch veranlagtes Kind – eines, das später etwa mit seinem Fahrrad ins Haus stürmt – sich durch eine rasche, heftige Geburt zu erkennen gibt. Sie sprach auch über den Engel, den sie regelmäßig bei Geburten wahrnahm, so wie auch Lichtwesen oder Engel bei Sterbenden wahrgenommen werden. Die Existenz eines Engels oder Schutzengels, der uns von der Empfängnis bis zum Tod als persönlicher Ratgeber begleitet, passt natürlich gut zu der Annahme, dass eine Seele aus dem Vorgeburtlichen auf die Erde kommt und nach dem Tod wieder ins Reich der Seelen zurückkehrt. Ein Engel ist, wie dem auch sei, ein schönes Bild für die göttliche Energie, die uns und unsere Kinder begleitet.

Der grosse Empfang

Ich brauche hier kein Plädoyer für eine Geburt zu halten, die von Mitgefühl für das Baby getragen wird. In seinem Buch *Geburt ohne Gewalt* brach der französische Gynäkologe Leboyer schon vor Jahren eine Lanze für die sogenannte sanfte Geburt. Nun glaube ich, dass nur wenige Geburten das Prädikat „sanft" verdienen. Geboren werden ist nun einmal eine heftige Angelegenheit, bei der erhebliche Kräfte freikommen. Gerade diese Intensität ist eine Einladung an die Seele des Kindes, in seinen Leib zu kommen. Durch die Kräfte, die auf seinen Leib einwirken, wird es sich seiner Form, seiner körperlichen Behausung bewusst. Durch die Atem, die diesem Kräftespiel folgt, gelangt die Seele endgültig – bis der Tod sie scheidet – in den Körper.

Sanft ist eine Geburt meiner Auffassung nach, wie gesagt, nur selten. Allerdings können wir der körperlichen Sensibilität des Kindes, seiner Offenheit auf energetischem Niveau und seinem Bewusstsein auf seelischer Ebene Rechnung tragen. Wenn ihr euch jeweils darüber im Klaren seit, dass euer Kind energetisch so offen ist, dass es alles, was ihr tut, denkt und sagt wahrnimmt, spricht es für sich, dass ihr ihm respektvoll und unverfälscht entgegentretet. Das kann zum Beispiel bedeuten, dass du ruhig mit deinem Kind sprichst, wenn es herauskommt, oder dass ihr alle still seid und positive Gedanken in seine Richtung aussendet oder dass ihr es bei der ersten Berührung mit voller Hingabe in seinem Sein bestätigt und willkommen heißt. Auch wenn du dich an die Erscheinungsform dieses Menschenwesens, das du all die Monate getragen hast, gewöhnen musst und nicht gleich bis über die Ohren in das Kleine verliebt bist, kannst du ihm deine Gefühle der Verlegenheit mitteilen, anstatt dich in deine Unsicherheit zurückzuziehen.

Ihr bietet dem Kind einen würdigen Empfang, wenn ihr sein Kommen vorbereitet, als ob ihr einen geschätzten und geliebten Gast erwartetet. Ihr könnt frische Blumen, schön verpackte Geschenke und andere prächtige Dinge ins Zimmer stellen. Ihr schafft euch auf diese Weise einen geweihten Raum. Nun bin ich mir durchaus bewusst, dass der Raum, in dem euer Kind geboren wird, sich in einen nach Schweiß und Kot riechenden Arbeitsplatz verwandeln kann oder dass Ihr in einem allzu weißen Kreissaal landen könnt, aber es geht um die Absicht, mit der ihr den Ort für die Geburt eures Kindes vorbereitet, um die geistige Haltung, die ihr bei euch selbst nährt.

Konkrete Regeln für den seelenvollen Empfang eures Kindes sind kaum zu geben. Nachstehende Fragen können euch helfen, die für euch passende Art zu finden.

Was gefällt euch am besten?

- Du holst selbst das Kind aus deinem Körper, wenn es soweit ist ... die Hebamme ermutigt dich dazu ... „Fass es an“, sagt sie, und du greifst mit beiden Händen nach dem Kind ...
- Du als Vater siehst euer Kind ankommen und fängst es vertrauensvoll mit beiden Händen auf. „Komm doch, Kindchen“ oder „Willkommen, hübsche Tochter“, sagst du, und kurz darauf legst du das Kind in die Arme deiner Frau.
- Die Hebamme nimmt das Kind zu sich und wartet, bis du soweit bist, und legt es dann vorsichtig auf deinen Bauch.

Wer durchtrennt die Nabelschnur?

- Die Hebamme – deiner Meinung nach ist es eine medizinische Handlung, die zu ihren Aufgaben gehört.
- Der Vater – du verrichtest damit eine rituelle Tat, mit der du das Kind von der Mutter losmachst und es als Vater anerkennst oder du tust es einfach, weil es sich so anbietet.
- Die Mutter – als symbolische Bestätigung des Loslassens deines Kindes, ein feierliches Zeremoniell, mit dem du deinen Sohn oder deine Tochter auf ihren eigenen Weg schickst.

Was tun mit der Namensgebung?

- Wenn die Hebamme fragt, wie sie oder er heißt, nennt einer von euch, egal wer, den Namen, den ihr ausgesucht habt.
- Ihr könnt euch noch nicht zwischen ein paar möglichen Namen entscheiden und wollt erst euer Kleines kennenlernen, bevor ihr euch entscheidet. Ihr geht davon aus, dann zu wissen, welcher es wird...
- Ihr beide habt die Absicht, den Namen eures Kindes zum ersten Mal ihm oder ihr gegenüber öffentlich zu nennen. Ihr wollt den Namen nicht einfach über den Kopf des Babys hinweg anderen Personen nennen. Ihr betrachtet den Augenblick, in dem ihr euer Kind zum ersten Mal ansprecht, als besonderen Moment...

Die erste Zeit des Kennenlernens

Abgesehen davon, dass es wichtig ist, günstige Umstände und Voraussetzungen für den ersten Empfang eures Kindes zu schaffen, ist es sinnvoll über die Zeit des ersten Kennenlernens nachzudenken. Die ersten Tage und Wochen macht ihr Kind schließlich Bekanntschaft mit dem Leben außerhalb der Gebärmutter, ihr lernt euer Kind kennen, und auch im Familien- und Freundeskreis wird man den neuen Stern am Firmament bewundern wollen.

Für manche Leute ist es selbstverständlich, sofort nach der Geburt den Hörer zu packen und die Ankunft ihres Kindes allen zu verkünden. Manchmal wird einkalkuliert, dass nach ungefähr einer Stunde die ganze Wohnung mit Leuten vollströmt, die das Kind sehen wollen. Welch ein Gegensatz zur jemenitischen Kultur etwa, wo die Mutter und ihr Baby vierzig Tage lang zurückgezogen leben! In wiederum anderen Kulturen sind vier Tage Reinigung und Versorgung in Zurückgezogenheit üblich, wonach rituelle Bäder das Ende dieser Phase einleiten. Die zehn Wochenbetttage voll Reinheit und Regelmäßigkeit liegen wiederum einige Zeit hinter uns. Tapfer sein und rasch aufstehen und dadurch zeigen, dass man eine moderne Frau ist, ist heutzutage gängig, zumindest wenn du daran von keiner häufig vorkommenden Beckeninstabilität gehindert wirst ... Setzt unser Körper hier etwa unseren ungestümen neuen Gewohnheiten Grenzen?

Eine gewisse Langsamkeit und Zurückhaltung ist einem Wochenbett und einer Zeit des Kennenlernens, die der Seele Platz einräumt, dienlich. Ich bin nicht wenigen Paaren begegnet, die mir erzählten, dass sie sich Tage nach der Geburt vollständig erschöpft anguckten und realisierten, dass sie voneinander noch nicht gehört hatten, wie sie die Entbindung und die Geburt ihres Kindes eigentlich erlebt hatten. Die Besuche, die unruhigen Nächte, die Aufregung und die ganze Wochenbettgeschäftigkeit waren wie eine Lawine über sie hinweggerollt. Dies übrigens im Gegensatz zu dem Paar, das sein Bett eine Woche lang zur Domäne ihrer heiligen „Dreieinigkeit" erklärt hatte und sich alle Zeit ließ, ihr Töchterchen zu inspizieren, zu beschnuppern, für sie zu singen und sie mit liebevollen Worten und positiven Gedanken zu überladen. Zwischendurch wurde sie natürlich auch noch gestillt ...

In diesem Sinne könnt ihr, wenn ihr in der ersten Woche die Hochstimmung und den Winzling am liebsten mit vielen Menschen teilen möchtet, einige besuchsfreie Tage einplanen. Auch könntest du als Vater die nutzbringende Idee, erst nach der Wochenbettzeit Urlaub zu nehmen, eventuell fahren lassen ...

Auch darüber, wie das Kind seine Umgebung erkunden soll, hat natürlich jeder seine eigenen Vorstellungen. Ich erinnere mich noch gut, wie fassungslos ich war, als meine Hebamme mir fürsorglich anbot, meinen zwei Tage alten Sohn mit nach unten mitzunehmen, damit ich mich ungestört ausruhen könne. Das wollte ich überhaupt nicht! Meine Absicht war, ihn in Kürze selbst aus dem Geburtszimmer zu tragen und mit ihm feierlich die Treppe hinabzusteigen, die er all die Monate lang mit mir in meinem Bauch hinauf- und hinuntergegangen war. Für mich war das ein Ritual, auf das ich mich freute. Mein Kind auf diese Weise mit unserem Haus vertraut zu machen, war für mich ein Ereignis, dem ich meine ganze Aufmerksamkeit schenken wollte. Andererseits setzte ich mich ein paar Tage nach der Geburt singend aufs Fahrrad, um Augentrost zu holen, damit sein entzündetes Auge rasch wieder heilen würde. Ich ließ meinen Kleinen bei der Hebamme zurück, die sich mit liebevoller Hingabe zu ihm aufs Bett setzte. Sie hatte noch nie erlebt, dass so etwas möglich war. Später vertraute sie mir an, dass sie in diesem beschaulichen Moment des Zusammenseins mit dem Baby zum ersten Mal fühlte, wie es sein würde, selbst ein Kind zu haben.

Kurzum, ebenso wenig wie für die Entbindung und die Geburt kann man für die Zeit des Kennenlernens ein Drehbuch machen, das zu all den Eltern passt, welche die diesem Buch zugrunde liegenden Auffassungen teilen. Die Entscheidungen, die ihr diesbezüglich trefft, müssen zu eurem Lebensstil passen; sie sollten auf deine eigene Seele, die deines Partners und die eures Kindes abgestimmt sein.

Willkommensfeier

„Nahezu jede Kultur hat Rituale, um ihre Kinder auf der Welt willkommen zu heißen und in die Gemeinschaft aufzunehmen. Es handelt sich gewöhnlich um sehr freudvolle, aber auch sehr feierliche Momente. Wenn du Christ bist, wurdest du vielleicht in ein Taufbecken getaucht, während der Priester deine Verbindung mit dem Vater, dem Sohn und dem Heiligen Geist bestätigte. Wenn du Jude oder Moslem bist, wurdest du wahrscheinlich beschnitten – und buchstäblich mit dem Zeichen versehen, das dich zum Mitglied der Gemeinschaft macht. Wenn du ein australischer Ureinwohner aus dem Gebiet Kimberley bist, hat deine Großmutter dich vielleicht im Rauch schwelender *Konkerberry*-Zweige gewiegt. Obwohl die Zeremonien sehr unterschiedlich sind, ist die Botschaft, die von ihnen ausgeht, dieselbe: „Willkommen. Du bist einer von uns. Mit Hilfe von Gott (oder von Christus, oder Allah, oder des Krokodilgeistes des Sepikflusses) werden wir alles tun, dich zu schützen und großzuziehen." „Nach einem solchen Zuspruch in tausend verschiedenen Sprachen in Weltstädten und kleinen Dörfern beginnen wir unsere Reise im Kreis des Lebens" (aus: *Im Kreis des Lebens* von David Cohen).

In dem Buch, aus dem dieses Zitat stammt, illustrieren prächtige Fotos den Reichtum an Möglichkeiten, geweihte Momente zu schaffen, die das Wesen des Menschen ehren und seine Verbindung mit etwas Größerem während seines Lebenslaufes bestätigen. In unserer Kultur sind mit der fortschreitenden Säkularisierung auch viele Rituale verschwunden. Die alten institutionalisierten Formen sind für immer mehr Menschen zu bedeutungslosen Handlungen geworden, die nicht mehr zur heutigen Auffassung von Spiritualität passen. Die Taufe ist hierfür ein Beispiel. Mit dem Bade wird jedoch auch das Kind ausgeschüttet, denn jeder Mensch mit spirituellem Einschlag, verspürt das Bedürfnis nach Formen, um seiner Erlebniswelt Gestalt zu verleihen. Die Herausforderung und die Kunst bestehen denn auch darin, neue Formen zu schaffen, die zur heutigen Erlebniswelt passen. Neue, zeitgenössische Rituale, um Abschied von Verstorbenen zu nehmen, werden in unserer Kultur bereits praktiziert. Auch zu Ehren einer Geburt werden hier und da kleine Versuche unternommen, um dem seelischen Aspekt der Neuankunft eines Menschenkindes Ausdruck zu verleihen. Das Präsentieren von Engelkarten und das Austeilen von Wunderkerzen zu Ehren eines Neugeborenen an jeden, der auf Wochenbettbesuch kommt, sind dafür kleine, spielerische Beispiele aus meiner eigenen Umgebung. Ich hörte auch von einer Geburtsfeier an der Küste und von einem Ritual am Ufer eines großen Sees, wobei eine alternative Taufe im Kreis gleichgesinnter Freunde stattfand.

In manchen Gegenden der Niederlande ist es üblich, nach etwa sechs Wochen ein Geburtsfest abzuhalten; meistens wird dann ein Saal gemietet, in dem ein größerer Kreis von Verwandten und Bekannten zu Ehren des Neugeborenen empfangen wird. Das kann über einen einfachen Empfang hinausgehen. Es lässt sich zum Beispiel an ein Ritual denken, bei dem die Gäste ein Ehrenspalier bilden, das in einen großen Kreis mündet, wonach die Eltern das Kind feierlich hereintragen und den Anwesenden vorstellen. Auf diese Weise verleihen sie seinem Erscheinen in ihrer Mitte symbolisch Form. Übrigens ist das Ritual in dem Film *Der König der Löwen,* wobei Simba von dem Schamanen dem Tiervolk gezeigt wird, einem afrikanischen Brauch entliehen, den Neugeborenen anlässlich einer Begrüßungszeremonie dreimal hintereinander abwechselnd in Richtung Himmel hochzuheben und nach unten in Richtung Erde zu bewegen. Damit will man symbolisch ausdrücken, dass ein Neugeborener von „oben" aus der Welt der Götter und Vorfahren zur Erde heruntersteigt. *Kind zweier Welten* war auch der Titel der Ausstellung, in der ich das Video mit diesem Ritual sah. In vielen Kulturen erhält ein Neugeborenes bei einer solchen Geburtsfeier seinen Namen.

Abschließend – zur Inspiration – mein Erlebnisbericht von der Begrüßungsfeier für Marie, die Tochter eines Paares, dem ich Schwangerschaftsbetreuung gab. Einige Monate nach ihrer Geburt luden ihre Eltern deren Verwandte, Freunde und Bekannte zu einer Feier ein. Wir wurden in einem Zimmer mit stimmungsvollem Interieur empfangen, in dem es außer Sitzgelegenheiten und einem Tisch mit leckeren Häppchen auch einen großen freien Raum gab. Als die Feier begann, wurden wir aufgefordert, uns im Kreis aufzustellen. Die Eltern hießen uns willkommen und stellten uns Marie vor. Sie berichteten abwechselnd, wie sie sie während der Schwangerschaft erlebt hatten, wie sie ihren Namen gewählt hatten und was ihre Geburt für sie bedeutete. Auch erwähnten sie, wie sie sie bisher kennengelernt hatten. Dann gaben sie ihr Geschenke. Sie hatten ein kleines Köfferchen als Symbol für das Rüstzeug für sie gekauft, das sie ihr für ihren Lebensweg mitgeben wollten. Der Vater schenkte ihr einen Kompass, wobei er den Wunsch aussprach, sie möge ihren eigenen zu ihrem Wesen passenden Weg finden. Von ihrer Mutter bekam sie ein sehr hübsches Kleidchen, womit sie ihren Körper ehren wollte und ihr wünschte, sie möge immer die Schönheit des Lebens sehen, was auch immer geschehen würde. Eine Oma schenkte ihr ein großes weißes Handtuch als Zeichen der schützenden Umhüllung und so weiter. Wir alle wurden aufgefordert, für Marie ein paar Worte auf Papier zu setzen. Ich fühlte mich als wie eine gute Fee, die diesem Menschenkind etwas Wertvolles für seinen Lebensweg mitgibt. Inzwischen hatte jeder eine Kerze bekommen, die wir gleichzeitig zu Maries Ehren anzündeten. Einige Gäste wurden aufgefordert, ihre Worte laut vorzulesen und danach konnten wir unsere Zettel mit den guten Wünschen ins Köfferchen tun.

Anschließend fragten die Eltern die Paten von Marie, ob sie bereit wären, sie, wo nötig, zu unterstützen, und auch kritisch auf die Erfüllung ihrer elterlichen Aufgaben hinzuweisen. Wie die Eltern von Marie das taten, wie die Paten darauf reagierten, das alles waren für mich rührende Zeugnisse einer aufrichtigen und verletzlichen Haltung. Die Begrüßungsfeier für Marie wurde mit einem gemeinsamen weihevollen Tanz, dem sogenannten Planetentanz, mit der Musik von Enya abgeschlossen. Danach gab es ein leckeres Essen, um die Feierlichkeit auf irdische Weise zu beenden.

Ich wünsche den Kindern, die in dieser Zeit geboren werden, dass wir unser schöpferisches Vermögen einsetzen, um neue Formen zu finden, die unserer Erkenntnis gerecht werden, dass unsere Kinder „von zwei Welten sind“ und dies auch zu feiern.

KAPITEL 9

Respekt vor dem Kind; die Fortsetzung eines seelenvollen Kontakts nach der Geburt

Weißt du, warum Babys noch nichts sagen?
Die wissen noch zu viel.
— Aus dem Mund eines dreijährigen Jungen aufgezeichnet von Joanne Klink

Eine weise Seele in einer Wiege ... wie geht man mit der um? Wenn ein Kind einmal geboren ist, hat das bewusste Wesen – mit dem du während der Schwangerschaft intuitiv kommuniziertest, indem du mit ihm redetest, dem du vielleicht schriebst und mit dem du dich in Visualisierungsübungen trafst – plötzlich einen Namen, eine Stimme, einen Körper und das Bedürfnis nach umfassender Versorgung.

Wenn dir bewusst ist, dass dein Kind auf seelischer Ebene ein dir gleichwertiges Wesen ist, das nun (wieder) in einem Körper wohnt, dann gehst du von selbst respektvoll mit ihm um. Dein Respekt äußert sich in erster Linie darin, wie du es behandelst. In der Art und Weise wie du seinen Körper berührst, es hochhebst und herumträgst, kannst du deine Überzeugung zum Ausdruck bringen, dass es eine erwachsene Seele in einem abhängigen Babykörper ist. Wenn du deinen Sohn zum Beispiel seinem Vater übergibst mit seinem Rücken zu ihm, behandelst du ihn gewissermaßen als ein Ding. Wenn du ihm erst die Möglichkeit gibst, mit seinem Vater Kontakt aufzunehmen, indem du sein Gesicht dem Vater zuwendest, und dieser ihn mit Worten und ausgestreckten Armen empfangen kann, bezeugst du deinem Kind mehr Respekt. Mit dem Kleinen reden und ihm sagen, was du tust, während du ihn versorgst, ist eine angenehme Art mit ihm in Kontakt zu sein und eure Gleichwertigkeit zum Ausdruck zu bringen. Nicht dass das Baby dich Wort für Wort versteht, aber es fühlt so doch die ihm geltende Aufmerksamkeit. Ein Kind ist energetisch sehr offen, das heißt äußerst empfindlich für die Atmosphäre und die Absicht, mit der es angesprochen wird. „Papa, du hast eilige Hände", sagte unser ältester Sohn, als er sich noch nicht selbst anziehen, wohl aber schon reden konnte... Das bedeutet nicht, dass man nie ungeduldig, müde oder griesgrämig sein darf, wenn man sein Kind versorgt – Eltern sind schließlich auch nur Menschen. Allerdings plädiere ich für Offenheit Kindern gegenüber. Wenn du zu deinem Kind sagst, dass heute einfach nicht dein Tag ist oder dass du es eilig hast, legst du tatsächlich Kontakt und zollst ihm den Respekt, der ihm zusteht. Auch für dich selbst ist es ein himmelsbreiter Unterschied, ob du in dem betreffenden Augenblick präsent bist und auf diese Art und Weise deine Realität verdeutlichst. In den meisten Fällen wird sich die Stimmung ein ganzes Stück aufhellen, wenn du damit so bewusst umgehst...

„Weinen lassen" und andere Bestätigungen

„Es will den ganzen Tag bei uns sein" sind Worte, die Eltern von Babys oft entrüstet hervorbringen, „erst wenn ich es in den Arm nehme, ist es gut!" Das klingt dann, als ob das Kind etwas Unerhörtes will, aber es handelt sich um ein völlig natürliches Bedürfnis! Dein Kind ist in deinem Körper herangewachsen und mit dessen Bewegungen und Geräuschen vertraut. Es ist die Umhüllung durch einen warmen lebendigen Leib gewohnt, und auch nach der Geburt ist es in seinem Fortbestehen noch völlig abhängig davon. Das Bedürfnis nach körperlichem Kontakt, nach der Nähe anderer lebender Seelen, ist für ein Baby die natürlichste Sache der Welt. Getragen und berührt werden gibt ihm ein vertrautes und sicheres Gefühl. Ein einfaches Tragetuch, in einer für dich und das Baby angenehmen Weise geknotet, ist ein praktisches Hilfsmittel, um dein Kind mit körperlichem Kontakt zu nähren. Je besser du für die primären Bedürfnisse deines Kindes Sorge trägst, desto öfter wird es in der Lage sein, Erfahrungen mit neuen, weniger schützenden und umsorgenden Umhüllungen zu machen. Eine Schlafstelle ganz in deiner Nähe im Wohnzimmer oder in deinem Schlafzimmer ist für das Kleine vorteilhaft, weil so die vertrauten Geräusche und Gerüche ihren Weg zu ihm finden. Das Kind ist sich dann deiner körperlichen Nähe bewusst.

In diesem Zusammenhang ist es vielleicht interessant zu wissen, dass getrennte Babyzimmer vor nicht allzu langer Zeit nur bei Prostituierten üblich waren ... Alle anderen Mütter hielten ihre Kinder bei sich im Zimmer. Nicht alle hatten eine eigene Wiege – sogar Schubladen von Wäschekästen dienten als Betten für die Kleinsten. Mit der Armut ist vieles von dem verloren gegangen, was für Babys Reichtum bedeutete: dabei sein! Auf jeden Fall entsprechen unsere getrennten Babyzimmer mit der perfekt aufeinander abgestimmten Farbgebung und den überall präsenten Kuschelbären, Elefanten oder Seehunden nicht den Bedürfnissen eines Neugeborenen. Auf die Dauer mag der körperliche Abstand, der bei uns so gang und gäbe ist, für das Kleine Sicherheit bedeuten, aber das braucht eben seine Zeit. Es gibt Völker, bei denen Babys erst dann getrennt schlafen gelegt werden, wenn sie in der Lage sind, sich selbstständig zu ihrer Mutter hin zu bewegen, wenn sie etwas brauchen. Solange sie nicht kriechen können, werden die Kinder immer getragen, nicht unbedingt von der eignen Mutter, auch andere hilfreiche Arme sind willkommen. Die Kunst besteht darin, das Wesen solcher Gewohnheiten und Gebräuche zu ergründen, und sie im Interesse eines seelenvollen Umgangs mit den Kindern unserer Kultur entsprechend umzusetzen. Das inspirierende Buch *Auf der Suche nach dem verlorenen Glück von* Jean Liedloff ist in diesem Zusammenhang wirklich empfehlenswert.

Indem du den Körper deines Kindes regelmäßig aufmerksam berührst, es von Kopf bis Fuß streichelst oder massierst und ihm sagst, wie hübsch und lieb du es findest, gibst du ihm eine eindringliche persönliche Bestätigung. So hilfst du dem Kind, in seiner körperlichen Form heimisch zu werden und seinen Leib zu schätzen. Du hilfst ihm sozusagen sich zu erden. Solche Massagen dürfen ruhig kräftig sein, sodass sich das Kind wirklich berührt und angefasst fühlt. Denke dabei an den Weg, den das Kind durch den Geburtskanal abgelegt hat; auch bei seiner Geburt wurde es kräftig umschlossen und in gewissem Sinne der Formen und Grenzen seines Körpers bewusst gemacht. „Dies alles gehört zu Dir", kannst du ihm sagen, wenn du sein Bäuchlein massierst oder seinen Po knetest, „fühle und genieße es!"

Weinen ist für das Kind eine der Möglichkeiten, sich zu äußern. Manchmal klingt es wie ein Rufen, ein anderes Mal äußert es seinen Verdruss, auch kann es sich bei Schmerzen, Hunger und Kummer auf diese Weise melden. Natürlich wird man versuchen, dahinter zu kommen, was das Kind deutlich machen will und probieren, die Ursache seiner Unzufriedenheit zu beseitigen, aber das gelingt nicht immer. Weinen ist kommunizieren und gehört zum Leben. Du unterstützt das Kind in seinem Sein, wenn du es ermutigst zu weinen, falls es Grund dazu hat. „Hör zu, Liebling, weine ruhig – ich sehe, dass du es schwer hast", anstelle von „beruhige Dich, sei brav, ist doch alles in Ordnung". Sagen, was du siehst, aussprechen, was du denkst und das Kind in seinem Tun ermutigen, sind alles Aspekte einer seelenvollen Haltung. Im Umgang mit sogenannten Schreikindern hat sich inzwischen gezeigt, dass es ihnen viel besser geht, wenn wir sie auf diese Weise ernst nehmen und sie liebevoll ansprechen. Dann halten wir den Kontakt mit ihnen aufrecht. Das soll nicht heißen, dass wir sie andauernd schaukeln oder ununterbrochen mit ihnen reden müssten. Im Gegenteil. Man respektiert sein Kind auch, indem man ihm die Zeit und Ruhe gönnt, einzuschlafen, wenn es müde ist.

Oft reagieren wir krampfhaft auf ein ohne ersichtlichen Grund heulendes oder untröstliches Baby, weil wir uns selbst dabei unbehaglich fühlen. Wir denken, dass wir versagen, werden ungeduldig oder sehen uns mit unserem eigenen Kummer konfrontiert und beschwören diese Gefühle herauf, indem wir sie negieren oder unterdrücken. Das Baby fühlt sofort die Spannung, die das hervorruft, und entlädt sie meistens für uns, indem es heult. Damit schließt sich der Teufelskreis. Wenn du dem Kind aufrichtig zu erkennen gibst, was du fühlst, stellt sich die Situation ganz anders dar. Du bleibst offen in deiner Zerrüttung oder deiner Wut oder deiner Trauer und das fühlt das Kind.

Häufig regt sich unser inneres Kind, wenn das Kindchen so herzzerreißend weint, dass wir am liebsten mitheulen würden. Das ist dann auch das Beste, was du tun kannst: Deine Tränen fließen lassen, dich in der Trauer mit dem Kind vereint fühlen. Sag dem Kleinen, was los ist und du wirst über den echten Kontakt staunen, den ihr dann haben werdet.

Energetischer, telepathischer Kontakt

Im körperlichen Umgang mit deinem Kind findet eine fortwährende Interaktion auf energetischem Wege statt. Stimmungen, Gefühle und Gedanken werden aufgegriffen, ausgetauscht und übertragen, auch wenn du dir dessen nicht immer bewusst bist. Kinder sind in dieser Beziehung sehr sensibel und sie spiegeln oft das wider, was uns noch nicht bewusst ist. Sie haben ein untrügliches Gefühl für das, was unter der Oberfläche liegt, und reagieren dementsprechend quengelnd, mit voller Kraft schreiend oder manchmal auch zurückgezogen. Aus eigener Erfahrung kenne ich ein treffendes Beispiel. Einige Tage nach der Geburt unseres jüngsten Sohnes hatten sein Vater und ich spätabends eine Meinungsverschiedenheit über den Umgang mit ihm. Er warf mir vor, dass ich nichts aus der Hand geben wolle, zog sich völlig zurück und legte sich in ein anderes Zimmer schlafen. Die ganze Zeit weinte unser Baby herzzerreißend. Ich suchte nach einer gemeinsamen Lösung, legte unseren schreienden Sohn an die Seite meines schmollenden Ehemannes und blieb daneben sitzen. Nach einer Weile sprachen wir unsere Vorwürfe und Empfindlichkeiten aus, und in dem Augenblick, als wir uns füreinander öffneten, hörte das Baby auf zu schreien. Kurz darauf guckte er uns zufrieden an und schlief wenig später ein. Aber das geschah eben erst, nachdem wir reinen Tisch gemacht hatten ...

Die Übertragung von Gedanken ist ein anderer Aspekt energetischen Austausches. Was man häufig in der eigenen Umgebung sieht – wenn man darauf achtet –, sind die unbeabsichtigten Folgen sogenannter Warnungen. „Pass auf, dass du dir nicht wehtust!“, „Achtung, der Kopf!“, „Nicht hinaufsteigen Simon, gleich fällst du runter!“ Unsere Gedanken und Bilder über mögliche Gefahren übertragen wir auf unser Kind und, sieh da, es entspricht unseren Erwartungen, indem es sich wehtut, seine Tasse fallen lässt oder vom Klettergerüst fällt. Auf diese Weise provozieren wir solches Verhalten! Die Alternative ist zu visualisieren, wie es aussieht, wenn die Dinge gut gehen. Dann sprechen wir ihm Mut zu, bestärken es, in dem, was es offenbar bereits kann, und unterstützen es auf diese Weise in seinem Drang durch Erfahrungen zu lernen – selbstverständlich innerhalb der Grenzen seiner eigenen Möglichkeiten.

Mein Mann und ich nutzten dieses Prinzip der Gedankenübertragung bewusst, nachdem wir entdeckt hatten, dass wir uns seit ein paar Abenden seufzend anguckten, vermutend, dass wir das Bett bald wieder verlassen würden müssen, weil unser Söhnchen heulen werde. Wir beschlossen, uns beide auf ihn zu konzentrieren und das Bild zu visualisieren, wie er friedlich durchschläft. Wir schickten ihm Gedanken, dass alles gut und sicher sei, dass er bequem in seinem Bettchen liege und sich bis zum nächsten Tag ausruhen könne. Und das half! Wir konnten durchschlafen. In den darauffolgenden Nächten zeigte sich, dass wir diese nervenzehrende Tendenz gestoppt hatten!

Kleiner Buddha und Kleine Eule

Der Vater eines einige Wochen alten Babys berichtete mir von folgender Entdeckung: „Eigentlich gibt es, seit das Baby geboren ist, zwei Kontaktebenen. Einerseits ist es der Kontakt mit einem kleinen Jungen, der Windeln, Nahrung und Pflege braucht, andererseits kann ich auch auf Seelenebene mit ihm kommunizieren, so wie ich es während der Schwangerschaft tat.“ Für diesen Vater war es während der Schwangerschaft zu einem wiederkehrenden Ritual geworden, in einer Visualisierungsübung seinen ungeborenen Sohn aufzusuchen.

Dass es eine wertvolle Unterstützung sein kann, diese Art von Kontakten auch nach der Geburt fortzusetzen, zeigt folgendes Beispiel. Christine konsultierte mich mit ihrem einige Monate alten Baby Timo im Zusammenhang mit einer großen Last, die sich mit sich trug. Es war ihr nicht möglich, das Kind zu stillen, und deshalb fühlte sie sich ihm gegenüber furchtbar schuldig. Sie war nämlich davon überzeugt, dass Muttermilch das allerbeste für das Baby sei, war aber nicht imstande ihm das zu geben. Sie war sich bewusst, dass es nicht um ein rein körperliches Versagen ging, sondern dass sie so viel Spannung erzeugt hatte, dass es ihr nicht gelingen wollte.

In einer Visualisierungsübung, die ich begleitete, suchte sie seelischen Kontakt mit Timo. Was bei ihr jedoch hochkam, waren Bilder von ihrer eigenen Mutter. Nicht ohne Grund. In einer Reihe von Bildern und Erinnerungen kam ihre eigene schmerzliche Kindheitserfahrung über die Zweideutigkeit der Botschaft, die sie als Baby von ihrer Mutter mitbekommen hatte, hoch. Ihre Mutter hatte sie eigentlich nicht stillen wollen, es aber dennoch getan. Christine gelangte zu der Einsicht, dass sie in der ganzen Muttermilchgeschichte durch die Beziehung zu ihrer Mutter völlig festgefahren war. Sie hatte es mit Timo so liebevoll und perfekt machen wollen, dass sie dadurch unter Druck stand und das Stillen problematisch wurde. Durch die Spannung hatte sie beim Stillen so starke Schmerzen, dass sie jedes Mal mit Angst und Beben reagierte, wenn Timo wieder Hunger hatte ... So schloss sich der Teufelskreis, und sie musste sogar das Stillen aufgeben. Der Kontakt mit ihrer Mutter während der Visualisierung war für Christine aufschlussreich und befreiend. Als sie Timo danach wieder zu sich nahm, lächelte er äußerst zufrieden. Er glich mit seinem runden Bäuchlein einem kleinen, weisen Buddha. Die Botschaft, die Timo ihr überbrachte, war, dass er es ihr nicht übel nahm, dass er seine Milch nicht aus ihrer Brust bekam. Für ihn war das überhaupt kein Problem.

Außer Visualisierungen gibt es auch andere, bereits genannte, Möglichkeiten, deine Intuition zu aktivieren und Herz und Seele für den wesentlichen Kontakt mit eurem Kind zu öffnen. Du kannst ihm regelmäßig schreiben oder ein Mandala malen. Die inneren Dialoge, die du dabei führst, können dir viel Unterstützung im täglichen Leben bieten. Auch die zufälligen Dinge und Symbole, die sich regelmäßig auf dem elterlichen Weg zeigen, können Schlüssel für einen sinnvollen Umgang mit dem Kind enthalten. Als unser zweiter Sohn gerade einige Stunden alt war, brachten enge Freunde eine Eule aus Silber als Geburtsgeschenk für ihn mit. An demselben Tag gab uns meine Schwester eine Karte mit einer symbolischen Darstellung seines Sternzeichens, Zwillinge, auf dem auch eine Eule abgebildet war. Wir kamen zu dem Schluss, dass das dann wohl sein Totemtier sein müsse. Die Eule ist allgemein als Symbol für die Weisheit bekannt. Daraufhin konsultierten wir das Buch über die Medizinkarten. Der spirituellen Tradition der Indianer zufolge ist jemand mit einer Eulenmedizin (mit „Medizin“ ist hier „persönliche Eigenschaft” gemeint) in der Lage, jede Betrügerei zu durchschauen und zweifelsfrei zu erkennen, was sich unter der Oberfläche abspielt. Wie schon gesagt, lieferte unsere „Kleine Eule“ schon bald den Beweis für sein Können, indem er so lange lauthals protestierte, bis wir unsere Uneinigkeit beseitigt hatten.

Ich betrachte diese Art von Zeichen und sogenannten Zufällen als spielerische Glückstreffer des täglichen Lebens. Wenn du dafür offen stehst, siehst du höchst interessante Zusammenhänge, die euch bei der Bewältigung der Realität helfen können. So kann auch das regelmäßige Ziehen von Symbolkarten im Zusammenhang mit einer Frage, die euch in der Beziehung zu eurem Kind beschäftigt, sehr hilfreich sein. Eine Medizinkarte kann dir sagen, welche Eigenschaften du am besten bei deiner quengeligen Tochter einsetzen oder was du bei deinem Sohn fördern kannst, damit er besser mit seiner Schüchternheit umgehen lernt. Sobald deine Kinder ungefähr vier Jahre alt sind, kannst du mit ihnen sehr gut Symbolkarten legen; Tierkarten oder Inner-Child-Karten eignen sich hierzu ganz besonders. Kinder dieses Alters, die einen Bruder oder eine Schwester erwarten, kann man auch mithilfe der Symbolkarten darauf vorbereiten. Die Abbildungen und der dazugehörige Text können als Aufhänger für eine Geschichte oder ein Gespräch dienen. Mit Hilfe von Tierkarten kannst du zum Beispiel mit deinem Kind darüber reden, was es gerne tut oder gut kann. Auch könnt ihr gemeinsam über die Eigenschaften des Neuankömmlings fantasieren.

Walk your talk

Was wir mit der Erfüllung unseres Kinderwunsches und während der Schwangerschaft bis zu einem gewissen Grad bereits wissen, dessen Reichweite wir aber erst im täglichen Leben erkennen, ist, dass mit so einem wundervollen Wesen eine Seele mit ihrer eigenen Geschichte in unsere Mitte herniedergegangen ist. Mit diesem Wesen müssen wir ununterbrochen – und für lange Zeit – zurechtkommen. Wenn du ein oder mehrere Kinder hast, wirst du dauernd mit dir selbst konfrontiert, auch wenn du dir dessen nicht immer bewusst bist. Auf seelischer Ebene wirst du von deinem Kind immer wieder gefragt, wer du bist und was du willst. Du wirst herausgefordert derjenige zu sein, der du wirklich bist.

„Walk your talk" oder „Mach, was du sagst" lautet ein wunderbares indianisches Sprichwort. Es geht hier nicht um ein einfaches Erziehungsrezept, sondern um einen Bewusstwerdungsprozess, bei dem dein Kind möglicherweise der größte Lehrmeister ist. Es fungiert als dein Spiegel und zeigt dir untrüglich, ob du in Kontakt zu dir selbst stehst und dementsprechend handelst oder ob du bloß deinen Idealen hinterherläufst. Ich erinnere mich noch gut, wie schockiert ich war, als ich zum ersten Mal hörte, dass der Ton, mit dem ich meine Kinder manchmal anfuhr, genauso klingt wie der meiner Mutter, obwohl ich mir ernsthaft vorgenommen hatte, es ganz anders zu machen ... Ich bin zu der Einsicht gekommen, dass gute Vorsätze aus dem Bedürfnis heraus, sich gegen negative Verhaltensweisen der Eltern abzusetzen, noch eines langen Weges bedürfen, bevor sie uns in unserem Tun und Lassen zur zweiten Natur geworden und integriert sind. Das Beste, was du deinen Kindern bieten kannst, ist meiner Ansicht nach die aufrichtige Bereitschaft, alles, was auf deinen elterlichen Weg kommt, als Einladung zum Lernen zu betrachten. Deine Lernaufgabe kann vom Grenzen setzen bis hin zum Sehenlassen deiner Verletzlichkeit, vom Anerkennen deiner eigenen Gefühle der Einsamkeit bis zum Entdecken deiner Angst vor Aggression reichen. Fragen, die du dir selbst beim seelenvollen Umgang mit deinem Kind stellen kannst, sind:

- Warum reagiere ich doch immer so auf ihn oder sie?
- Was braucht er oder sie nun wirklich von mir?
- Was zeigt er oder sie mir, indem er oder sie das tut?
- Wie kann ich ihn erreichen?
- Worum geht es eigentlich in dieser Sache?
- Was kann ich von ihr oder ihm lernen?

Leitfaden hierbei ist, dass die für uns problematischen Eigenschaften und Verhaltensweisen unserer Kinder in den meisten Fällen auf unverarbeitete Gefühle und unbewusste Bedürfnisse unseres eigenen inneren Kindes hinweisen. Sich dessen bewusst zu werden, öffnet neue Wege im Umgang mit unseren Söhnen und Töchtern.

So gesehen, ist Elternschaft nicht nur ein Weg, auf dem wir die Seele eines neuen Menschenkindes begleiten, sondern auch eine Aufforderung, Verantwortung für unser inneres Kind zu übernehmen. Indem wir unser inneres Kind umarmen, bringen wir uns selbst aufs Neue in Kontakt mit der Wahrheit unserer Seele.

Das Schild und der Kreis

Eine wunderbare, greifbare Ausdrucksweise, ein Neugeborenes zu ehren, ist die Anfertigung eines Geburtsschildes. Es ist eine Art Aushängeschild, auf dem die Eigenschaften der betreffenden Person vermerkt werden. In verschiedenen Kulturen ist es ein magischer Gegenstand, auf dem persönliche Kräfte zusammengebracht werden. Du kannst es auch als eine Art Visitenkarte sehen, auf der die Stärken, Werte und Verdienste des Besitzers symbolisch dargestellt sind.

Um die Geburt deines Kindes zu ehren, kannst du ein Schild machen, auf dem du symbolisch wiedergibst, was du von seinem oder ihrem Wesen wahrnimmst. Die Art deiner Schwangerschaft und die

Art seiner Geburt kannst du als charakteristisches Echo seiner Seele betrachten. Auch die eindrucksvollsten Ereignisse, die sein Leben bislang begleitet haben, sagen etwas über das Kind aus. Bedeutungsvolle Zufälle bekommen so einen Sinn. Du kannst dieses persönliche Geburtsschild auf Papier, aber auch auf einem Stück Leder anfertigen, gemalt oder als Collage. Auch eine Stickerei zählt zu den Möglichkeiten. Wenn du dich lieber in Worten als in Bildern ausdrückst, kann ein schriftlicher Willkommensgruß oder ein Geburtsgedicht dem Ausdruck verleihen, was die Seele deines Kindes durchschimmern lässt.

Eine schöne Art euer Kind in eurer Mitte willkommen zu heißen, bietet die folgende Visualisierungsübung. Durch Bilder kannst du Einblick in die Bedeutung seines Platzes in eurer Beziehung und in eurer Familie, die ihr gerade neu formt, erhalten. Außerdem kannst du Aufschluss darüber erhalten, was ihre oder seine spezielle Aufgabe in eurer Mitte ist. Die Visualisierung ist für die Zeit nach der Geburt geschrieben, eignet sich aber mit geringen Anpassungen auch zur regelmäßigen Anwendung von der Empfängnis bis zu dem Zeitpunkt, an dem das „Kleine“ das Heim verlässt ... In „Der Familienkreis“ kannst du deutliche Hinweise für den täglichen Umgang miteinander erhalten.

Der Familienkreis, eine Visualisierung

(Nummer 12 auf der CD)

Nimm dir Zeit, dich bequem hinzusetzen, ruhig und konzentriert zu atmen, deine Aufmerksamkeit nach innen zu kehren. Lasse deine Gedanken ruhig mit dem Strom deiner Ausatmung fortziehen. Komme im Hier und Heute an ... Stell dir vor, am Rande eines Kreises zu sitzen ... An einer anderen Stelle des Kreisrandes sitzt dein Partner, entweder dir gegenüber, neben dir oder irgendwo dazwischen. Begrüße sein Wesen, indem du seinen Namen nennst oder auf eine andere Weise, und fühle ruhig, was sich in diesem Augenblick zwischen euch abspielt. Sprich es innerlich aus, wenn du etwas zu deinem Partner sagen willst.

Lass nun auch das Kind oder die Kinder, die schon früher bei euch geboren wurden, ihren Platz am Rande des Kreises einnehmen. Nimm dir Zeit, sie alle einzeln willkommen zu heißen; tauscht aus, was auszutauschen ist ... Wenn ein oder mehrere Kinder bei euch gewesen sind, die ihr durch eine Fehlgeburt oder auf andere Weise habt gehen lassen müssen, lasse auch sie oder ihn einen Platz in eurem Kreis einnehmen und kommuniziere in der gleichen Weise mit ihrem oder seinem Wesen. Vielleicht bekommst du auch ein Bild der Kinder, die in Zukunft noch zu euch kommen werden ... Nimm dir Zeit, das Gewebe deiner Familie zu ergründen. Sehe, welche Verbindungslinien da laufen, wer was ausstrahlt oder zu sagen hat, wessen Beitrag sichtbar oder fühlbar wird ...

Lade dann euer Neugeborenes ein, in der Mitte des Kreises zu erscheinen, und begrüße es. Heiße es als den jüngsten Stern in eurer Mitte willkommen ... Frage es, was es in diesem Augenblick von dir braucht oder dir sagen will... Frag es dann, ob es zeigen will, welchen Platz es in eurer Mitte hat, indem es ihn buchstäblich einnimmt ... Frage eventuell nach der Bedeutung dieses Platzes ... Nimm dir Zeit, anzusprechen, was du mit ihm teilen willst ... Runde die Begegnung, wenn du soweit bist, auf passende Weise ab, mit einer Umarmung, durch einen Moment gemeinsamer Stille oder durch einen Rundtanz ...

KAPITEL 10

Ein leerer Bauch, leere Arme; wenn die Schwangerschaft misslingt

Kein einziges Menschenkind, lebend oder tot,
kommt ohne Grund.
—BART VAN DER LUGT *in Zielsaspecten bij geboorte en sterven*
(Seelische Aspekte bei Geburt und Tod)

Wer schwanger ist, trägt neues Leben in sich. Für die Frau gilt das wortwörtlich, da ihr Körper den wachsenden Körper eines neuen Menschenkindes beherbergt. Außerdem ist es für beide Elternteile auch eine geistige Realität. Wenn ihr eine Seele eingeladen habt, sich zu euch zu gesellen, und sie eurem Ruf gefolgt ist, tragt ihr gemeinsam ein Kind. Gleichzeitig mit dem Schwangerschaftstest wird auch eine Vision in euch geboren: ein Zukunftsbild eures Lebens mit (noch) einem Kind nistet sich in eurem Geist ein.

Es ist schockierend, wenn so eine Zukunft eine andere Wendung nimmt, und das Kind wieder dorthin zurückkehrt, wo es hergekommen ist oder in welcher unsichtbaren Dimension auch immer verschwindet. Wie ist das nun bloß möglich? Warum erst kommen und dann so schnell wieder gehen?! Natürlich lassen sich auf körperlicher Ebene in den meisten Fällen Erklärungen für die unvollendete Schwangerschaft finden. Einfach ausgedrückt war dann mit dem „Material" des Kindes oder der Mutter etwas nicht in Ordnung, wodurch ein gesundes Wachstum und die Geburt eines lebensfähigen Kindes unmöglich wurden. Diese körperlichen Tatsachen führen oft zu Rationalisierungen, die zwar unserem Verstand zugänglich sind, mit denen sich jedoch unser Herz und unsere Seele keinen Rat wissen. Was bringt es dir, zu hören, dass dein Kind von Anfang an „nicht in Ordnung" war, während du zuhause völlig ratlos umherirrst, weil du eine Fehlgeburt hattest.

Wie solltest du Trost aus einer Bemerkung wie „Sie sind ja noch jung" schöpfen, wenn du dein Kind in der Schwangerschaft verloren hast und „nichts darauf hinweist, dass es nächstes Mal wieder passiert"? Du fühlst dich zutiefst verletzt, wenn du erfährst, dass das ungeborene Kind in deinem Körper tot ist.

Auch aus spiritueller Sicht können mögliche Erklärungen für den vorzeitigen Abgang des ungeborenen Kindes gegeben werden. Vielleicht war einer von euch beiden noch nicht reif für ein Kind und kam es deshalb zu einer Fehlgeburt? Vielleicht eilte dir das Kind auf dem Wege dieser „kleinen Geburt" zu Hilfe, um dich das zu lehren, was du noch zu lernen hast ...? Rosemarijn Roes schreibt hierüber: „Wir verwenden den Begriff ‚kleine Geburt' anstelle von ‚Fehlgeburt'. Das Wort ‚Fehlgeburt' wird bewusst nicht verwendet, weil dieser Begriff andeutet, dass etwas schiefgegangen ist, und das ist keineswegs der Fall. Die ‚kleine Geburt' ist ein äußerst sinnvoller Bestandteil des gesamten Geburtsprozesses. (...) Es handelt sich vielmehr um einen Prozess des wiederholten Erneuerns, wodurch du immer besser in der Lage sein wirst, gemeinsam mit deinem Kind eine passende körperliche Form zu finden. Es kann sein, dass du über dich selbst staunst, wenn du eine ‚kleine Geburt' nicht als Abschied oder Verlust erfährst."

Das erstaunlichste Beispiel für diese Sichtweise, das ich je vernommen habe, ist das einer Frau, die bereits mehrere Fehlgeburten hinter sich hatte und sich dadurch auserkoren fühlte. Sie war der Meinung, dass es Seelen gibt, die so weit entwickelt sind, dass sie nur noch ein kleines bisschen Erdenleben für ihr weiteres Wachstum brauchen. Eine kurze Inkarnation von einigen Wochen oder Monaten würde bereits reichen. Und dass sie dafür auserwählt war, erfüllte sie mit Stolz ...

Obwohl ich es als Bereicherung empfinde, auch die spirituelle

Dimension des Schwangerschaftsverlustes zu untersuchen und ihr einen Platz im Gesamtbild einzuräumen, empfinde ich das obengenannte Beispiel als ebenso einseitig wie manche Kommentare aus der medizinisch und physisch ausgerichteten Welt. Die Seele will, dass man eine Erfahrung in ihrer Gesamtheit durchlebt, und fragt nicht nach einem schlüssigen Beweis. Auf der Ebene der Seele ist kein eindeutiger Grund für Leben oder Tod zu finden. Trotz und Bosheit haben genau so viel Existenzberechtigung wie Gefühle der Schuld und Verwundbarkeit, und neben einer milden Akzeptanz können natürlich auch Gefühle der Läuterung und Bereicherung bei einem Schwangerschaftsverlust erlebt werden. Und wenn aus diesem Prozess des Erlebens heraus eine persönliche Antwort auf die Warum-Frage hervorgeht, dann ist das eben ein Ergebnis dieses Prozesses. Die Kunst ist, unser Herz nicht zu verschließen und unserer Seele den nötigen Platz einzuräumen, wenn sich uns das Mysterium des Lebens in Form einer Fehlgeburt oder des Todes unseres ungeborenen Kindes offenbart. Auf der Ebene der Seele entsteht, wie dem auch sei, neues Leben, wenn du wirklich deine Erfahrungen durchlebst ...

Hopserle und Lara, zwei Seelen, die wieder gingen

Als ich nach sieben „mageren Jahren“ endlich wieder schwanger wurde, war es für mich von Anfang an eine sehr intensive Erfahrung. Gleich zu Beginn fühlte ich den Kontakt mit der Seele des Kindes; wir nannten sie „Hopserle“. Für mein Gefühl war es ein Mädchen. Ich fühlte in meiner Umgebung regelmäßig eine Energiekonzentration, die Wärme ausstrahlte. Als ich nach einer Reihe herrlicher Schwangerschaftswochen ein bisschen Blut verlor, schien es, als ob etwas kaputt gegangen wäre; die Verbindung schien unterbrochen, und ich konnte die wärmende Glut auch nicht mehr fühlen. Kühle Leere füllte meinen Bauch. In den darauf folgenden Tagen der Ungewissheit, – der Schwangerschaftstest war noch immer positiv – beschlich mich die Vision eines lachenden Gesichtchens, das mich spottend anguckte, und ich schwebte zwischen Angst und Hoffnung. Es war schrecklich!

Als der Ausfluss immer stärker wurde, rief ich alle Götter und Göttinnen an, die mir nur einfielen. Echte Verbindung fühlte ich zu meiner inneren Ratgeberin, Freyja, die mir als Göttin der Fruchtbarkeit Mut in einer Situation zusprach, die ich als tiefes Frauenleid empfand: das wegebbende Leben eines Kindes, ohne dass man etwas daran ändern kann. Dennoch ist das, was ich damals in seiner ganzen Intensität erlebte, wie die Machtlosigkeit und Verzweiflung, die ich zusammen mit meinem Mann und meinem ersten Kind fühlte, als kostbares Geschenk von Hopserle in meinem Herzen bewahrt geblieben. Wir blicken darauf gemeinsam in Dankbarkeit zurück. Für mich ist sie seither eine Art innere Ratgeberin. Wenn ich sie aufsuche oder wenn sie sich spontan bei mir meldet, bringt sie mich in Kontakt mit einer tiefen Wahrheit in meinem Leben: dass alles den Sinn hat, den ich ihm selbst zugestehe ...

Als Vinzenz mich an jenem Mittag des Monats August anrief, um mir mitzuteilen, dass ihr Kind gestorben war, und ob ich Esther und ihm helfen wolle, begann für mich die Teilnahme an einer äußerst seelenvollen Erfahrung. Ich durfte Zeugin der Geburt Laras sein, die am Tag zuvor im Bauch ihrer Mutter gestorben war. Die Liebe, der Respekt und die Zuwendung, die ich bei allen Beteiligten erfahren habe, waren sehr eindrucksvoll. Nach einer äußerst schweren Geburt, wobei sie taten, was sie konnten, hießen Esther und Vinzenz ihr stilles Kindchen willkommen. Sie gratulierten einander, nannten sie beim Namen; sie waren zutiefst dankbar und gleichzeitig zutiefst traurig. Sie nahmen sie mit nach Hause, versorgten ihren kalten Körper in ihrer Wiege und empfingen die Leute, die Lara sehen wollte. Als Esther sich anschickte, mit Laras Körper in ihren Armen zu tanzen, worauf sie sich bereits monatelang gefreut hatte, hingen sie ein Schild mit der Aufschrift „Bitte nicht stören" an die Tür. So wahrten sie die Intimität ihres äußerst persönlichen Rituals, das gleichzeitig Willkommensgruß und Abschied war, wie alles, was sie in diesen Tagen mit Lara erlebten. Die Selbstverständlichkeit, mit der diese Eltern der Seele ihres Kindes Respekt bezeugten, und die Form, in der sie ihren innerlichen Qualen Ausdruck gaben, waren herzerwärmend, ehrfurchtgebietend und voll Leben. Im Abschiedsbrief, den ich Lara bei der Feuerbestattung mitgab, schrieb ich: „Lara, dein Geschenk ist gigantisch: soviel Glück, dass du gekommen bist, soviel Trauer, dass du die Erde schon wieder verlässt. Selten habe ich so stark empfunden, wie Verzweiflung, Stärke, Schmerz, Sanftmut, Glück und Liebe zueinander gehören, wie bei deiner Geburt, bei der ich zugegen sein durfte – die Essenz des Lebens in einer Nussschale. Danke für die tiefe deiner Seele, liebes Menschenkind, du hast Liebe in uns zum Strömen gebracht."

Im Reich der Seele liegen tiefe Trauer und ein tiefes Gefühl der Erfüllung oft auf gleicher Ebene. Der Reichtum einer tiefgreifenden Verlusterfahrung kann meiner Meinung nach nur dann erlebt werden, wenn auch die tiefsten Tiefen des Schmerzes nicht gescheut werden. Bart van der Lugt schrieb in diesem Zusammenhang: „Auf die Gefahr hin, das Ereignis einer Totgeburt mit Girlanden zu verzieren, muss doch auch gesagt werden, dass irgendwo tief im tiefen Tal der Trauer der Eltern ein winzig kleines Stückchen glänzenden Goldes gefunden werden kann. (...) Eine offensichtlich negative Erfahrung, die ganz durchlebt worden ist, kann so in eine positive umgesetzt werden."

Ein Platz für dein verlorenes Kind

In welchem Stadium deiner Schwangerschaft der Verlust auch stattfindet, wie alt oder jung du auch sein magst, wie erwünscht oder überrumpelnd dein Baby auch gewesen sein mag, wie viele Kinder du bereits hast und wie viele du noch bekommen kannst: Wenn deine Schwangerschaft kein lebendes Kindchen in deinen Armen hinterlässt, hast du Grund zur Trauer. Hier liegen Leben und Tod so eng beieinander, dass es nicht fassbar ist. Deine Seele ist erschüttert, dein Herz blutet.

Bei einer Fehlgeburt ist von deinem werdenden Kind meist wenig zu sehen. Gerade weil in der Regel wenig Greifbares und Sichtbares von einer so kurzen Schwangerschaft übrig bleiben, haben viele Leute das Bedürfnis, ein selbst erdachtes Abschiedsritual zu vollziehen; sie wollen dem Geschehenen symbolisch einen Platz in ihrem Leben einräumen. Sie begraben ein Püppchen im Wald, pflanzen einen Rosenstrauch in ihrem Garten oder modellieren eine Figur zur Erinnerung an ihr Kind, das kam und wieder ging. So zeigte mir eine Frau einmal ein wunderschönes Zierkästchen mit darin losen Glassternchen. Jedes Sternchen symbolisierte ein Kind, das sie nach einigen Wochen Schwangerschaft wieder verloren hatte.

Auch bei einem Verlust in einem späteren Stadium der Schwangerschaft kann das Bedürfnis entstehen, außer dem Ritual der Beerdigung oder Feuerbestattung noch andere Ausdrucksformen zu wählen. Man kann zum Beispiel ein Schild anfertigen, auf dem alles, was ein Kind mitgebracht hat, symbolisch dargestellt wird. Das kann Schmerz, Stärke, Widerstand, Liebe, Wut, Trauer, Dankbarkeit und noch viel mehr sein. Alle Ausdrucksformen, die in diesem Buch beschrieben sind, können auch zur Unterstützung eines bewussten Umgangs mit einer Schwangerschaft, die mit einer leeren Wiege endet, verwendet werden. Ein Ritual, ein Symbol, ein Mandala, ein Büchlein mit Briefen oder eine meditative Reise ins Land der Ungeborenen, all das kann dazu dienen, mit einem nicht zum Leben gekommenen Kind Kontakt aufzunehmen, um seine Seele zu ehren und um euren Erfahrungen mit diesem menschlichen Wesen einen Platz in eurem Leben zu geben.

Auf körperlicher Ebene ist die Heilung einer missglückten oder unvollendeten Schwangerschaft möglich, indem du liebevollen Kontakt zu deinem Bauch suchst. Dein Bauch fühlt sich vielleicht eine Zeit lang leer und kalt an oder aber wie mit einer dunklen Schwere gefüllt. Indem du deinen Bauch wiegst oder ihn wiegen lässt, ihn umsorgst oder ihn umsorgen lässt, ihn sanft massierst oder ihn massieren lässt und indem du mit deinem Bauch tanzt, lernst du mit dem dort entstandenen Schmerz umzugehen; so kannst du nach einiger Zeit wieder die Urkraft fühlen, die in deinem Bauch zuhause ist: deine eigene schöpferische Lebenskraft. Es gehört zu meiner Arbeit, Eltern bei der Verarbeitung ihres Schwangerschaftsverlusts zu begleiten. Ich habe viele Male Zeuge des seelischen Kontakts sein dürfen, den Eltern mit ihrem verstorbenen Kind erfahren können. Häufig entsteht dann im Inneren ein Raum, in dem es ruhig ist und in dem Gemeinsamkeit erlebt wird, obwohl der Verlust eine Wunde im Herzen hinterlässt.

Rita, nach einem Abgang in der zwölften Woche: „Ich bekam das Gefühl, dass das Kindlein noch bei mir war. Ich sah es vor mir, ein Mädchen, und ich habe das Wort an sie gewendet. Ich habe ihr sagen können, wie unsicher ich mich über ihr Kommen gefühlt hatte, wie verwirrt ich war, aber auch was ich ihr gerne hätte geben wollen. Das war sehr emotional. Komisch daran war, dass ich das Gefühl bekam, als kennte ich sie schon sehr lange, als sei sie überhaupt nicht weg. ‚Ich bin immer bei dir', schien sie mir zu sagen, und seitdem ist das auch so. Inzwischen ist sie wohl weniger stark anwesend, und ich denke nicht immer an sie. Aber wenn ich mich auf sie abstimme, ist sie einfach da."

Eine andere Frau erzählte mir, dass sie die Anwesenheit ihres verstorbenen Kindes als eine Art geistige Führung erlebt, die sie unterstützt. „Als ob seit dem Begräbnis ein Engel auf meinen Schultern sitzt, der mit mir mitgeht."

Zum Abschluss noch folgende Geschichte. Ich schrieb sie für einen zweieinhalbjährigen Jungen, für Walter. Seine Eltern suchten eine Form, ihm zu sagen, dass das Schwesterchen, das in Kürze geboren werden sollte, nicht lebensfähig war ... Da die Worte, die ich für Walter fand, sich für viele Leute als tröstend und bedeutungsvoll erwiesen, gebe ich sie hier wieder.

Engelchen Mara

Eines Tages rief Gott im Himmel alle Engel, die bei ihm wohnten, zu sich. „Meine Lieben", sagte Gott, „es ist wieder Zeit, die Menschen auf der Erde mit ein paar neuen Kinderchen zu erfreuen. Da sind so viele Papas und Mamas, die noch kein Kind haben!" Dann wählte Gott zehn Engel aus, die zur Erde durften. Einer der Engel war darüber sehr sehr froh. Er hatte ab und zu vom hohen Himmel auf die Erde geschaut und hatte schon vor Langem einen Papa und eine Mama entdeckt, zu denen er wollte. Der Papa hatte warme Wangen mit Härchen darauf und starke Arme und die Mama war eine schöne und große Frau und hatte liebevolle Augen. Sie wohnten in einem hübschen Häuschen mit einem Garten voller gelber Blümchen. Marlene und Tom hießen sie. Sie liebten sich sehr und wollten furchtbar gerne ein Kind. „Gut", sagte Gott zum Engelchen, „ du kannst bei Papa Tom und Mama Marlene wohnen. Mach dich mal ganz klein, dann lege ich dich vorsichtig in den Bauch von Mama Marlene. Da kannst du wachsen und ein schönes neues Menschenkind werden, ein Baby." Und so geschah es. Das Engelchen bekam einen schönen weichen Platz in Mamas Bauch und begann zu wachsen. Mamas Bauch wurde dicker und dicker. Das Kindchen strampelte heftig mit seinen Füßchen, und wenn Papa Tom sein Ohr auf Mamas Bauch legte, hörte er das Herz heftig klopfen: bumbum, bumbum. Eines schönen Tages war das Baby fertig. Es war groß genug, um geboren zu werden: ein Junge. O war der schön und lieb! Papa Tom und Mama Marlene waren überglücklich. Sie schauten ihr Kind an, streichelten es und gaben ihm Küsschen. „Wir nennen ihn Walter", sagten sie beide, „das ist ein schöner Name für ihn." Walter bekam ein gemütliches Zimmer mit einem schönen blauen Bettchen in ihrem Haus, und er lernte alles Mögliche. Er lernte kriechen und er lernte laufen. Und spielen. Als er groß genug war, durfte er in die Kindertagesstätte. Dort waren andere Kinder, die einen Papa, eine Mama und ein schönes Zuhause gefunden hatten. In der Kindertagesstätte konnten sie zusammen spielen.

Eines Tages lagen Papa und Mama gemütlich im Bett. Sie hatten sich sehr lieb und liebkosten sich. „Wir haben es gut, nicht wahr", sagten sie, „wir beide und Walter!", und sie gaben sich ein Küsschen. „Sollen wir Gott fragen, ob wir noch ein Kind bekommen können?", meinten Mama Marlene und Papa Tom, „das wäre schön ..." „Ein neues Baby, das bei uns einzieht, das wünschen wir uns!" Gott war einverstanden. Er legte wiederum ein Engelchen in Mamas Bauch, und es begann zu wachsen. Mamas Bauch wurde dicker, aber nicht so dick. Die Füßchen des Babys bewegten sich nur ganz vorsichtig in Mamas Bauch, und Papa Tom konnte das Herz fast nicht hören, so leise klopfte es... Papa und Mama gingen zum Doktor. Sie fragten ihn, sich Mamas Bauch mal anzuschauen. Und ob er das Herz abhorchen könne. Das tat der Doktor, und nachdem er gefühlt und gehorcht hatte, guckte er Papa und Mama traurig an. „Wie schade!", sagte der

Doktor, „dieses neue Kindchen wächst nicht gut, es ist krank. Seine Füßchen sind so schlapp, sein Herzchen klopft so leise, so leise!“, sagte der Doktor. „Dieses Kindchen kann nicht leben, kann nicht wachsen. Euer Kindchen wird bald sterben!“ Papa und Mama waren furchtbar traurig, als sie das hörten. „Wenn unser Kindchen geboren wird, ist es ein ganz stilles Kindchen, ein totes Kindchen. Tot kann es sich nicht bewegen, kann es nichts!“, sagten sie, und beide mussten sie weinen. „Dann legen wir unser stilles Kindchen, wenn es geboren ist, in ein schönes Stück Erde“, meinten sie, „dann kommt Gott es dort holen und nimmt es wieder mit in den Himmel. Im Himmel wird unser Kindchen wieder ein Engelchen, das Engelchen Mara.“

Schlusswort

Mit diesem Buches will ich die Ideen und Erfahrungen, die ich bei meiner begleitenden Arbeit und meiner eigenen Mutterschaft gesammelt habe, weitergeben. Kein einziger Gedanke oder Vorschlag in diesem Buch erhebt den Anspruch zur „besten Schwangerschaft", zur „idealen Geburt" oder zum „perfekten Kontakt mit dem Kind" zu führen. Ich habe lediglich eure Neugierde für all das zu wecken versucht, was die Schwangerschaft und das Kind euch bringen können. Ich will euch zu einer Sichtweise inspirieren, die helfen kann, die reiche Vielfalt der Wirklichkeit zu erleben und darin eurer eigenen Wahrheit zu gehorchen.

Ich wünsche euch viel Zuwendung und Freude und viel Herzenswärme für euch selbst auf eurem elterlichen Weg.

Beilage

Basisübungen; Entspannung und Atemvariationen

Hier folgen drei Entspannungsübungen in unterschiedlichen Körperhaltungen: sitzend auf einem Stuhl, liegend und stehend. Ferner gebe ich einige Hinweise, um dir deines Atems bewusst zu werden und damit zu spielen. Meine Entspannungs- und Atemübungen entsprechen möglicherweise dem, was in Schwangerschaftskursen angeboten wird; vielleicht bieten sie aber auch eine willkommene Abwechslung oder Ergänzung.

Ich nehme sie hier auf, weil sie als Basis für alle Arbeitsformen in diesem Buch dienen. Sich entspannen und bewusst atmen sind Hilfsmittel, um deine Aufmerksamkeit nach innen zu lenken, um dich auf deinen Partner und dein Kind abzustimmen. Sie fördern die Konzentration und verleihen dir Zugang zu deinen intuitiven Möglichkeiten. Auch sind sie bei der Geburt, sowohl für die gebärende Frau als für ihren Partner, gut einsetzbar.

Unter dem Himmel und auf der Erde; sitzend auf einem Stuhl entspannen

(Nummer 1 auf der CD)

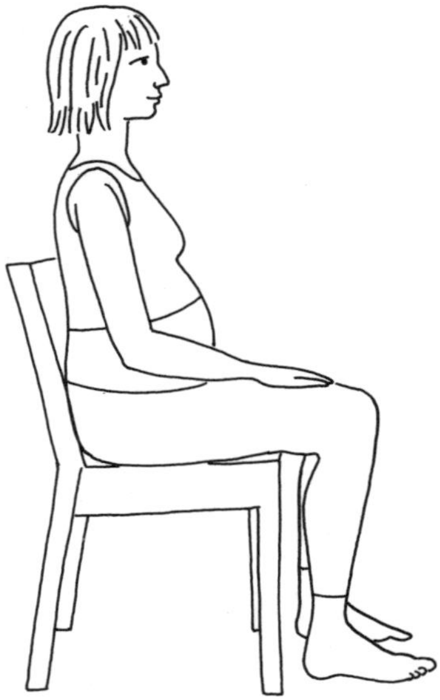

Setz dich mit den Füssen flach auf dem Boden hin – barfuß. Sitze gerade auf deinem Stuhl: deinen Oberkörper im rechten Winkel zu deinen Oberschenkeln. Deine Unter- und Oberschenkel stehen im rechten Winkel zueinander. (Benutze eventuell ein Kissen oder eine Fußbank, wenn deine Füße den Boden nicht gut erreichen können.) Halte deinen Kopf gerade, deinen Blick auf den Horizont gerichtet. Schließe deine Augen. Das hilft, um dich nach innen richten zu können. Fühle den Stuhl unter dir. Fühle, wie dein Gewicht und das Gewicht deines Kindes auf dem Stuhl ruhen. Stell dir vor, dass dein Schwerpunkt in deinem Becken liegt. (Denke dabei an ein Stehaufmännchen, das immer wieder zu seiner Basis in der Mitte zurückkehrt.) Fühle den festen Untergrund unter den Füssen. Mache Kontakt mit der Erde, drücke deine Fußsohlen auf sie ... Stell dir nun vor, dass deine Beine und Füße und die Beine deines Stuhls Wurzeln sind, die in die Erde hineinwachsen. Verlängere in Gedanken dein Rückgrat zu einem langen Stamm,

dessen Wurzeln durch die Sitzfläche des Stuhls hin durch den Boden unter dir erreichen ... Gib ihm Seitenwurzeln, wenn du möchtest. Mache sie so dick oder dünn, so dunkel oder hell, so lang oder kurz, wie es dir gefällt. Lass dir Zeit ... Fühle den Halt, die diese feste, dunkle Erde unter dir gibt. Fühle, wie die Schwere deines Körpers zu ihr hin gezogen wird. Fühle den Halt des Bodens unter deinen Füßen, hier und jetzt ...

Wende nun deine Aufmerksamkeit deinem Kopf zu... Fühle, wie er aufgerichtet ist. Werde dir deines Scheitels bewusst. Stelle dir vor, dass dein Scheitel einen Blumenkelch bildet, der sich öffnet, um Energie von oben hereinzulassen ... Stelle dir vor, dass Energie aus dem Kosmos als Strom warmen Lichts hereinströmt ... Öffne den Blumenkelch so weit, wie es angenehm für dich ist: Dosiere die Energie von oben so, dass du sie bewältigen kannst. Nimm dir die Zeit, deine eigenen Bilder aus der Verbindung von „oben" zu erhalten; schaffe Platz für das Gefühl, das dir dies gibt ... Fühle die feste Erde unter dir, den weiten Raum über Dir... Da sitzt du nun unter dem Himmel und auf der Erde ... und entspannst dich.

Getragen von der Erde; liegend entspannen

(Nummer 3 auf der CD)

Suche dir einen Platz aus, auf den du dich gleich gemütlich hinlegen wirst: ein Sofa, dein Bett oder eine Matratze auf dem Boden. Trage verschieden große Kissen zusammen. Wenn du gerne auf dem Rücken liegst, lege ein oder zwei Kissen unter die Knie; das sorgt für Entspannung im Becken und in den Beinen. Unter den Kopf legst du, je nach Belieben, ein dünnes oder dickes Kissen.

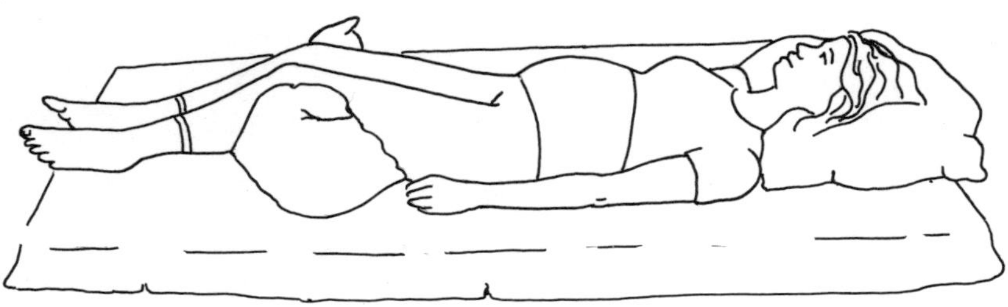

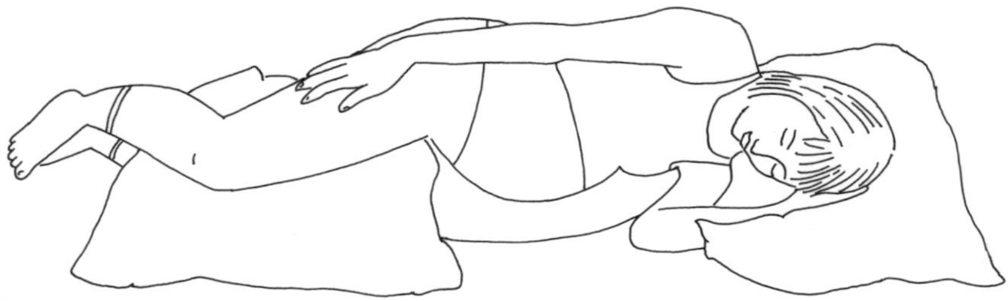

Bevorzugst du die Seitenlage, lege dann ein oder zwei Kissen zwischen die Knie. Das Bein, auf dem du nicht liegst, kann, gestützt von einem Kissen, etwas vor dem anderen liegen. So werden deine Beine nicht abgeklemmt, und du kannst deine Beine und dein Becken leichter entspannen. Unter dem Kopf ein nicht zu dickes Kissen und unter dem Bauch ein flaches Kissen oder ein aufgerolltes Handtuch. So stützt du deinen Bauch. Probiere aus, was du angenehm findest. Mach es dir vor allem gemütlich.

Hast du dich einmal eingerichtet, nimm dir dann die Zeit, deinen Körper zu fühlen. Wie liegst du da? Wo berührt dein Körper den Untergrund? Wo ist ein schwerer und wo ein leichter Druck zu spüren? Fühlst du das Gewicht deiner Beine. Fühle, wie dein Becken und dein Gesäß auf die Matratze drücken. Fühle deinen Rücken ..., deine Schultern ..., deine Arme. Lasse das Gewicht deines Kopfes auf die Unterlage sinken, auf der du liegst ... Streiche in Gedanken deine Stirn glatt ... entspanne deinen Kiefer. Fühlst du irgendwo eine störende Spannung, lasse sie dann über deine Extremitäten wegfließen: deine Zehen, deine Fingerspitzen, dein Haar.

Mache bewusst Kontakt mit der Stelle, an der du liegst. Nimm den Raum ein, den dein Körper braucht. Stell dir vor, dass das Bett, das Sofa oder der Boden deinen Körper trägt. Lasse dich von der Erde unter dir tragen.

Stehend die eigene Kraft fühlen; sich stehend entspannen

(Nummer 7 auf der CD)

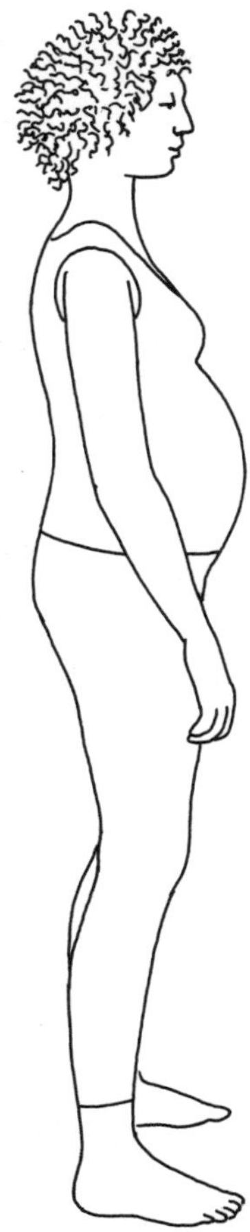

Stell dich irgendwo hin, wo du genug Platz für dich hast. Ohne Schuhe. Fühle mit deinen Fußsohlen den Boden unter dir ... „Greife" mit deinen Zehen nach dem Grund unter dir, drücke deine Füße in den Boden. Halte die Füße so weit auseinander, dass du stabil dastehst, mit leicht gebogenen Knien ... Nimm deinen Platz ein! Stelle dir vor, an der Stelle, an der du stehst, gut verwurzelt zu sein-wie ein Baum oder wie ein Schilfrohr: geschmeidig, fest, solide ... Stelle dir dann vor, dass du deine Wirbelsäule von unten nach oben aufbaust, Wirbel für Wirbel. Atme ruhig weiter, während du dich „aufrichtest"; vergiss deine Nackenwirbel nicht, und sorge dafür, dass dein Scheitel der höchste Punkt ist – als ob eine Schnur an deinem Scheitel befestigt ist , von der du ein bisschen hochgezogen wirst ... Stell dir auch Fäden an der höchsten Stelle deiner Schultern vor. Lasse deine Schultern von diesen hochziehen und wieder runterlassen. Wiederhole das ein- oder zweimal...

Da stehst du nun, deinen Blick auf den Horizont gerichtet, auch wenn deine Augen geschlossen sein sollten, um dich zu konzentrieren. Fühle deine Kraft, und wiege deinen Körper etwas nach vorne und nach hinten... Bleibe geschmeidig, nicht stocksteif wie ein Besenstiel, sondern wie im Winde wiegendes Schilfrohr. Atme dann einmal tief ein. Lasse dein Herz volllaufen und sage dir selbst: Hier stehe ich ... (dein Name) und trage ein Kind. Oder, als Vater: Hier stehe ich ... (dein Name) und habe ein Kind gezeugt; sie... (Name deiner Partnerin) trägt mein Kind!

Fühle deine Kraft oder Aufregung oder deinen Stolz oder deinen Bam-

mel ... oder vielleicht etwas von alle dem. Wenn du willst, kannst du euer Kind eben begrüßen, unter vier Augen, ein vertrautes Beisammensein ...

Platz machen und loslassen; mit dem Atem spielen

(Nummer 4 auf der CD)

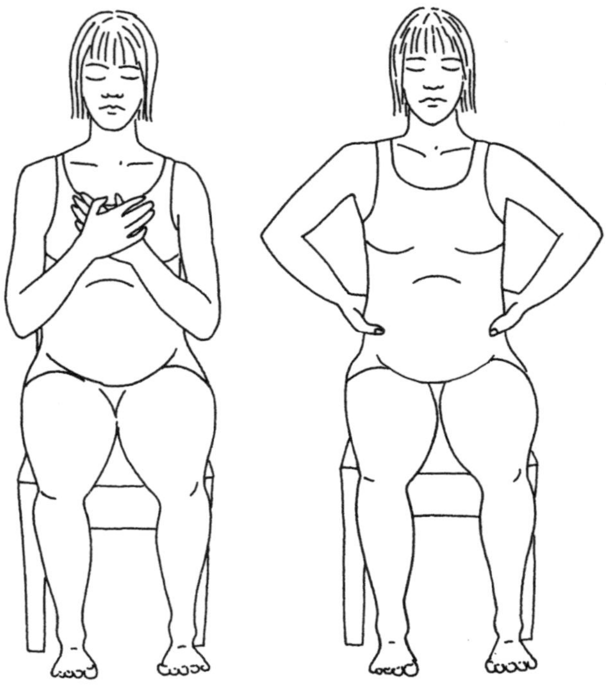

Achte auf deinen Atem. Registriere als wie eine Außenstehende, wie es mit deinem Atem gerade geht ...Wo konzentriert sich die Bewegung? Ist sie regelmäßig ... oder unregelmäßig? Tief ... oder oberflächlich? Rasch ... oder langsam? Fühle nun gut, wie weit dein Atem reicht. Bis in den Brustkasten? Deine Magengegend? Deinen Bauch? Lege dann auf diese Stelle

eine oder zwei Hände, und gehe mit deiner Atem genau dorthin ... Benutze deine Hände als Hilfsmittel, um deine Aufmerksamkeit genau dort hinzuschicken... Nimm das Körpergebiet unter deinen Händen in Besitz, ganz und gar ... Wenn dir das gelungen ist, wähle eine andere Stelle und lege deine Hände dorthin. Höher – auf deine Brust – oder niedriger –auf deinem Bauch – oder auf die Seite. Benutze aufs Neue deine Hände als Mittel, um dich zu konzentrieren. Schlüpfe mit deiner Aufmerksamkeit und der Bewegung deines Atems unter deine Hände. Atme ruhig ein und aus ... Erkunde das Gebiet unter deinen Händen. Jetzt und hier. Ein und aus ... Wähle zum Schluss eine dritte Stelle. Du kannst deinen Atem überall hinschicken. Es ist deine Entscheidung. Du bist die Regisseurin. Du entscheidest, mit deiner Aufmerksamkeit da zu sein, wo du deine Hände hinlegst. Dein Atem ist dein Fahrzeug. Du atmest ruhig ein und aus, in einem für dich natürlichen Tempo, an die Stelle unter deine Händen ...

Dann runde dies ab. Lasse deinen Atem wieder seinen natürlichen Weg gehen... Atme, wenn du das Bedürfnis dazu hast, einige Male tief aus und sage dir selbst: Endlich, ich liege... Fühle deinen Körper ... Gedanken, die hochkommen, kannst du nicht verjagen, du brauchst ihnen jedoch keine Aufmerksamkeit zu schenken. Lasse deine Gedanken mit der jeder Ausatmung weggleiten. Lasse sie wie Blätter in den Strom eines rieselnden Bächleins fallen. Lasse die Erfahrungen des vergangenen Tages oder die Pläne, die vor dir liegen, für diesen Augenblick einfach los. Atme aus ... und lasse all das Überflüssige gehen ... Wenn du einatmest, lasse das Neue zu, öffne dich. Du schaffst Platz, du machst dich selbst empfänglich. Nimm dir Zeit, hier und jetzt ... Atme alles aus, was dich ablenkt und lass es gehen ... Ein und aus, hier und jetzt. Sage diese Worte in Stille, im Rhythmus deines Atems, und komme in diesem Augenblick an.

Rückenatmung

Eine Atemvariante, die angenehm sein kann, wenn dein Bauch schon ziemlich viel Platz einnimmt, ist die, wobei du deine Aufmerksamkeit auf die Rückseite deines Körpers richtest. Stell dir beim Einatmen vor, dass dein Atem bei den Schultern hereinkommt und bis zum Gesäß weiterströmt. Deine Ausatmung läuft dann vom Gesäß zu den Fersen und fließt zur Erde ab.

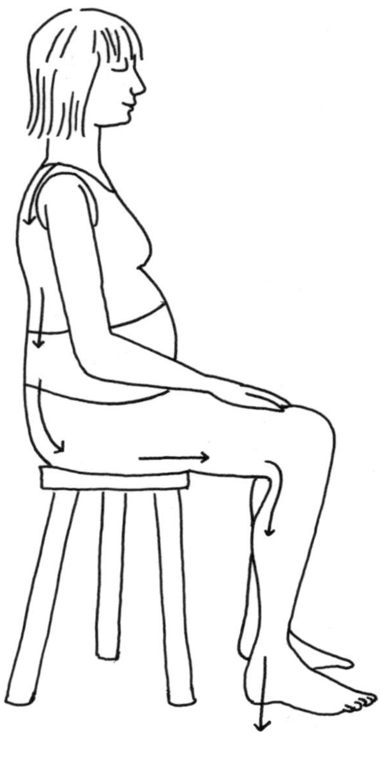

Musiktipps

Beschauliche Musik für fließende Tanzbewegungen

Enya: verschiedene CDs
Dead can dance: verschiedene CDs
Loreena McKennitt: verschiedene CDs
Habib Koité: aus dem Album *Baro* die Nummer „Sinama Denw"
Katie Melua: aus dem Album *Piece by piece* die Nummer „Piece by piece"

Speziell für Bauchtanz

Gabrielle Roth and the Mirrors: aus dem Album *Ritual* die Nummer „Cloud mountain"
Dead can dance: aus dem Album *Spiritchaser* die Nummern „Indos" und
„Song of the Nile"
Von Vas: aus dem Album *Sunyata* die Nummern „Ningal" und „Astrae"
Loreena McKennit: aus dem Album *Book of Secrets* die Nummer „Marco Polo"
Cheb Khaled: aus dem Album *Sahra* die Nummer „Wahrance Wahrance"
Katie Melua: aus dem Album *Piece by Piece* „Nine million bicycles"
Habib Koité: aus dem Album *Baro* die Nummer „Woulaba"

Speziell für die Entspannung nach Visualisierungen, Körperübungen oder Ritualen

Von Vas: aus dem Album *Sunyata* die Nummer „Remembrance"
Sinéad O'Connor: aus dem Album *Universal Mother* die Nummern

„My darling child“ und „All babies“
Thérèse Schroeder: *Music for the dying*
Indische Ragas u.a. von Ravi Shankar

Auch klassische Musik eignet sich oft vortrefflich für solche Gelegenheiten, wie zum Beispiel Klaviermusik von Erik Satie, gregorianische Kirchenmusik von Thomas Tallis oder was du sonst noch an beschaulicher Musik finden kannst.

Zitierte Literatur

Malidoma Patrice Somé, *Die Kraft des Rituals. Afrikanische Traditionen für die westliche Welt.* München 2000

Maureen Hawkins, „The Miracle", zitiert in *De Cirkel van het Leven: menselijke rituelen uit de hele wereld (Der Kreis des Lebens: menschliche Rituale aus der ganzen Welt).* Kosmos, Utrecht 1995

Michel Leuning, *M.L. Collections.* Text Publishing Company: Melbourne, 1991

Bart van der Lugt, „Zielsaspecten bij geboorte en sterven" (Seelische Aspekte bei Geburt und Tod), erschienen in der Zeitschrift *Prana, tijdschrift voor spiritualiteit en de randgebieden der wetenschappen.* Februar/März 1998

Rosemarijn Roes, *Mama luister je? Wat je van je kind kunt leren (Mutter hörst du zu? Was man von seinem Kind lernen kann).* Ankh-Hermes, Deventer 1996

Jean Shinoda Bolen, *Auf der Suche nach Avalon: die Geschichte einer Einweihung in die keltischen Mysterien.* Heyne, München 1988

Gabrielle Roth, *Dans het Leven; een helende reis voor de ongetemde ziel (Leben ist Bewegung. Tanz als Weg der Selbstbefreiung).* Altamira-Becht, Haarlem 2004

Über die Autorin und ihre Praxis Freyja

Riet van Rooij hat sich auf Themen spezialisiert, die mit der Fähigkeit zusammenhängen, neues Leben hervorzubringen. Sie brachte 1981 ihr erstes Kind zur Welt und wechselte in der Folge ihren Beruf der Niederlandistin zur Schwangerschaftsberaterin. Im Jahre 1981 eröffnete sie ihre Praxis. Auch in ihrem Privatleben stand das Thema Schwangerschaft in den darauffolgenden Jahren im Mittelpunkt; vergebens wartete sie – gemeinsam mit ihrem Ehemann – auf ein zweites Kind. Nach sieben Jahren fruchtlosen Wartens und einer extrauterinen Schwangerschaft bekamen sie 1992 einen zweiten Sohn.

Der Name ihrer Praxis lautet FREYJA *Begeleiding op je levenspad (Begleitung auf dem Lebensweg)*. Freyja ist die Göttin der Fruchtbarkeit, der Geburt und des Sieges; sie symbolisiert ihre Verbindung mit diesen Themen sowohl auf körperlichem als auch auf geistigem Gebiet. Riet betreute Hunderte künftiger Eltern. Darüber hinaus beriet sie Viele bei Fruchtbarkeitsproblemen und beim Verlust eines Kindes in der Schwangerschaft. Für verschiedene niederländische Zeitschriften schrieb sie dutzende von Artikeln zu diesen Themen.

Seit 2005 befasst Riet van Rooij sich neben ihrer Praxisarbeit und freiberuflichen Schreibarbeit mit dem Anhören und Aufzeichnen von Lebensgeschichten. Sie arbeitet mit Menschen, die auf fruchtbare Weise auf das zurückblicken wollen, was hinter ihnen liegt, damit sie in ihren aktuellen Leben weiterkommen können. Auf Anfrage schreibt sie auch für Leute, die ihre Erfahrungen zum Thema „Kinder kriegen" gezielt aufgezeichnet haben wollen (siehe www.taalenverhaal.nl).

Auf ihren Wurzeln in der spirituellen Schwangerschaftsbegleitung aufbauend, findet sie für ihre weitere innere Entwicklung Inspiration) im Buddhismus und Schamanismus.

Jeder, der Fragen zu obengenannten Themen hat, kann sich von ihr beraten lassen. Der Kontakt mit der Seele bildet den roten Faden ihrer Arbeitsweise. Mehr Informationen über ihre Arbeit zum Thema Kind und Spiritualität (Kinder wollen, Kinder bekommen, Kinder verlieren) und ihre Publikationen findet ihr auf ihrer Website: www.freyjamethartenziel.nl.

Ihre Praxis befindet sich in Nimwegen (Niederlande). Für Termine oder Informationen könnt ihr anrufen oder mailen.

CD
Schwanger mit Herz und Seele; Visualisierungen, Übungen, Musik, Affirmationen

Gesprochen von Dorothée Helmert
in Zusammenarbeit mit Riet van Rooij

1. Unter dem Himmel und auf der Erde; sitzend auf einem Stuhl entspannen

2. Begegnung mit deinem ungeborenen Kind; eine Visualisierungsübung
Diese Visualisierungsübung kann dir helfen, die Beziehung zu dir selbst, zu deinem Partner und zu eurem ungeborenen Kind zu vertiefen. Man kann die Übung zu zweit oder alleine machen. Sie wird hier als Übung zu zweit beschrieben. Wenn du sie ohne die leibliche Anwesenheit deines Partners/deiner Partnerin machst, kannst du ihn (oder sie) vor deinem geistigen Auge erscheinen lassen. Stelle dir vor, dass dein Partner dir gegenübersitzt. Alles andere zeigt sich von selbst. Hast du kein Liebesverhältnis zum Vater deines Kindes, mache dann mit deinem Herzen Kontakt und lass dich von dem überraschen, was kommt, wenn du die Visualisierungsübung dennoch machen möchtest. Natürlich steht es dir frei, Änderungen vorzunehmen!

Auch wenn das Baby einmal geboren ist, ist es sehr gut möglich, auf diese Weise seelischen Kontakt mit eurem Kind aufzunehmen und zu unterhalten. Es sind unendlich viele Variationen möglich, und es gibt keine Altersgrenze dafür.

3. Getragen von der Erde; liegend entspannen

4. Mit deinem Atem spielen

5. Hast du Angst, dann pflück dir eine Rose; eine Visualisierungsübung

Wähle für diese Visualisierungsübung einen immer wiederkehrenden, dir angstmachenden Gedanken. Häufig verliert eine Angstvision ihren Schrecken einfach dadurch, dass man den Dingen ins Auge blickt!

6. Übung: Wer den Ball wirft ... ist ihn los

Eine körperorientierte Variante der vorherigen Übung. Beide Übungen sind auch in akuten Situationen anwendbar.

7. Stehend deine Kraft fühlen; sich stehend entspannen

8. Mit deinem Bauch tanzen

9. Mit deinem Baby tanzen

Alleine mit deinem ungeborenen Kind oder zusammen mit deinem Partner

Tipp: Du kannst tanzen, um die Wehen herbeizurufen, wenn du bereit bist für die Geburt. Auch kann es befriedigend sein, deine Wehen tanzend aufzufangen, wenn sie einmal eingesetzt haben. Die Musik zu dieser Übung *Cloud Mountain* ist von Gabrielle Roth and the Mirrors.

10. Deine Traumgeburt in einer rosa Seifenblase; eine Visualisierungsübung

Von ganzem Herzen wünschen und dann loslassen

11. Affirmationen für die Geburt

Die ersten fünf für die Frau, die folgenden vier für den Mann, die letzten drei für beide gemeinsam. Die Affirmationen sind hier in der zweiten Person formuliert. Sie können nach Wunsch in die erste Person (ich und wir) abgewandelt werden.

12. Der Familienkreis; eine Visualisierungsübung

Wenn das Baby geboren ist. Um das Neugeborene willkommen zu heißen und auch eventuellen anderen Kindern, die bereits da sind (oder da waren) und die möglicherweise noch kommen, auf seelischer Ebene zu begegnen.

Mit Dank an Hans van Wayenburg für die Studioaufnahmen und an Raven Recording für die Erlaubnis einige Nummern der CD *Ritual* von Gabrielle Roth and the Mirrors für den musikalischen Rahmen der CD zu benutzen.